semear

Adriana de Holanda Giseli Libânio
Joana Moscoso Loïse Faber Mayra Machado

semear

cultivando plantas medicinais para colher afeto

BAMBUAL
editora

Coordenação Editorial
Isabel Valle

Copidesque
Elisabeth Lissovsky

Editoração Eletrônica
Leandro Collares | Selênia Serviços

Capa
Isabella Salles

Aquarelas
Cynthia Simões

Flor da página 152: vetor criado por freepik - br.freepik.com.

M149s

Machado, Mayra, 1987-
Semear: cultivando plantas medicinais para colher afeto / Mayra Machado, Loïse Faber, Giseli Libânio, Adriana de Holanda, Joana Moscoso – Rio de Janeiro: Bambual Editora, 2019.
152 p.
Ilu.

ISBN 978-85-94461-10-0

1. Remédios de plantas medicinais. 2. Administração de Serviços de saúde. I. Machado, Mayra. II. Faber, Loïse. III. Libânio, Giseli. IV. Holanda, Adriana de. V. Moscoso, Joana. VI. Título.

CDD 615
353.6

BAMBUAL
editora

www.bambualeditora.com
contato@bambualeditora.com

Agradecimentos

A Yara Britto, que nos brindou com seu conhecimento e tão generosamente acolheu o grupo.

Aos participantes do projeto Semear, rios afluentes que tiveram coragem de se unir e compor um oceano.

A Isabel Valle, fada madrinha que materializou esse sonho em forma de um livro.

Ao Rafael Togashi, que formou pontes e nos mostrou que poderíamos atravessá-las.

A Maria Cristina de Moraes, que nos inspirou com suas danças circulares.

A Cynthia Simões que pintou as lindas aquarelas das plantas medicinais que estão no Caderno da Vovó deste livro.

Ao diretor, gerente, preceptores e demais trabalhadores do CMS Píndaro de Carvalho Rodrigues, com seu apoio sempre presente.

A todos que acreditaram que seria possível implementar um projeto colaborativo, autossustentável no SUS, sem verba e com muita boa vontade.

A você caro leitor, que, assim como nós, está interessado na transformação das práticas em saúde, que traz de volta a sabedoria da natureza e do autocuidado.

Nossa gratidão infinita a todos os benfeitores que participaram do financiamento coletivo deste livro, seja com a colaboração financeira, divulgação, compartilhamentos e todos os tipos de apoios que recebemos:

Adriana de Holanda • Alice Holanda • Alice Pessoa Masson • Alita Rio • Ana Paiva Garcia • Anderson Porto • André Chiavegatto Pereira • Antonio Carlos Motta • Antônio Cesar De Vargas • Barbara Almeida Ferreira • Beatriz Anette Glitz Lauer • Berenice Ribeiro • Bianca Carareto • Bruna Perim Lopes • Camila Sartie • Carla Maria Pereira Rodrigues Valle • Carlos Alberto Moreira da Silva • Carmen Verdejo Nunez • Carol Guilhon • Carolina Rago Frignani • Cecilia Menezes • Celso Figueiredo • Chafic Adnan Jbeili • Clara Santana Queiroga de Sena Colin • Claudia Cristina Mangue • Danielle Tereza Scofield D'Ávila e Silva • Delmira Maria Almeida Ferreira • Dimas Quirino de Almeida • Eduarda Araújo • Emanuel Ribeiro dos Santos Jr • Flavia Machado Dias Gomes • Giseli Lage Libânio de Almeida • Gleice Lage Libânio de Almeida • Humberto José Ladeira Ramos • Iamanan Emmanuel • Iris Brito • Isabel Valle • Isis Mendes • Joana Moscoso • Joana Thiesen • José Eduardo dos Santos Rodrigues • Jose Mauricio Lage Libanio • Juan Chueire Barreira Campos • Judith Maria do Nascimento Kuhn • Lara Lima Gloria • Leandro da Penha Conceição • Leandro Ferreira da Silva • Livia Mourão • Loïse Marianne Faber • Louise Pereira Rodrigues Valle • Lourdes

Cavalcanti • Lua Capoeira • Lúcia Lazarini Fonseca • Luciana Santini da Silva Pereira • Luiza Pereira • Marco Aurélio Tevano de Andrade • Mari Arcoverde • Maria Cristina Reis Souza • Maria de Fátima Carvalho • Maria Eduarda Couto de Azevedo • Maria Tavares Cavalcanti • Marina Moscoso • Mario Fernandes Gomes • Maurilio Guimarães Soares • Mayra Gabriela Machado de Souza • Mônica Rejane de Lima Silva • Natalia Carcione • Natalia Rocha • Nathália Mota • Neusa Moscoso Pereira • Noêmi Chiavegatto Pereira • Nora Tormin Teixeira de Mendonça • Patrícia Bergantin • Patricia Zucolotto • Rafael de Andrade Brum • Rafael Furstenau Togashi • Raphael Proviette • Renan Mainardi • Renata Bley de Oliveira • Ronilson Souza • Sandra Lucia Correia Lima Fortes • Sandra Sartié • Simone Dias • Simone Gomes de Castro • Suzana Gabriela Matias do Nascimento • Taissa Sartié • Tauan Mendonça • Telar Eng. Com. S/A • Viviane Rezende • Waldymir Moscoso Pereira

Sumário

Prefácio

Yara Britto

Trabalhar com plantas medicinais requer enfrentar desafios, uma vez que o tema envolve questões complexas da ciência, implica atravessar fronteiras e articular elementos do saber científico com o saber popular em busca da compreensão do mundo real. Os resultados deste empreendimento, na maioria das vezes, não são fáceis tampouco imediatos. Entretanto, quando os atores envolvidos estão determinados em realizar algo que acreditam ser o caminho para promover o bem-estar social se torna mais fácil vencer os desafios e surpreender com os resultados alcançados.

A firmeza de propósito foi o que percebi ao primeiro contato com o grupo através da Mayra, sua voz suave e sua determinação não se modificavam frente aos meus argumentos. Por fim, capitulei, e algumas matrizes foram enviadas para agregar ao trabalho do grupo. Ao receber as primeiras fotos dos canteiros implantados, foi possível perceber que esta não era mais uma proposta que ajudamos e que feneceria diante das primeiras dificuldades que se apresentassem.

A reflexão foi inevitável, à força da Mayra outra se somava, a da Joana, em ambas estava alicerçada a convicção plena que a promoção da saúde se produz a partir da modificação interna dos seus assistidos.

O princípio que norteava o trabalho estava sintetizado na denominação do grupo SEMEAR. Termo derivado do latim *seminare, sementis* que traduz a ideia do surgimento do novo, de deitar sementes na terra.

A proposta de encontros mensais mostrou-se acertada. O compromisso e a responsabilidade evidenciaram o sentimento de pertencimento do grupo. Não se tratava portanto, de apenas colocar a semente no solo, mas avançar no sentido mais amplo de intermear. Tratava-se de um trabalho colaborativo que ia sendo tecido a cada contato na coleção de plantas medicinais do Jardim Botânico e no Centro de Saúde Píndaro de Carvalho.

A motivação do grupo crescia à medida que seus integrantes entravam em contato com eles mesmos e tomavam a vida com as próprias mãos, além da interação estabelecida com seus pares.

O grupo colocou em mim a sua semente, e a convivência, ainda que pequena, produziu desdobramentos em mim. O trabalho de orientar, de promover formação foi pouco a pouco se transformando e me transformando. O propósito de transmitir informações e conceitos de modo a facilitar a compreensão acerca das plantas medicinais, prática recorrente na coleção, avançou na direção de uma colaboração mais efetiva.

O crescimento coletivo corrobora o sentido da palavra SEMEAR de "dispor com objetivo futuro", "de espalhar benefícios", de acolher e colher o outro, colher afeto através do cultivo de plantas medicinais.

Yara Lúcia Oliveira de Britto é bióloga formada pela Universidade Federal da Bahia (UFBa). Professora de Fitotecnia da Faculdade de Agronomia da UFBa, com Especialização em Fisiologia vegetal (UFBa), Especialização em Análise e Avaliação Ambiental (PUC-Rio), Mestrado em Gestão Ambiental (Universidade de Leon), Mestrado em Bens Culturais e Projetos Sociais (FGV/RJ) e Curadora da Coleção Viva Temática de Plantas Medicinais (JBRJ).

Introdução

Adriana de Holanda

O convite da equipe do projeto "Semear" para fazer a introdução das temáticas abordadas neste livro é fruto de uma construção compartilhada do conhecimento na área da cultura e educação em saúde. O livro *Semear: cultivando plantas medicinais para colher afeto* é um convite ao reconhecimento do elo terapêutico entre médicos e pacientes, entre narrativas das formas diversas da arte de curar, do diálogo afetivo entre o saber formal da ciência médica e o saber popular e tradicional nas artes de curar, aprendido através da medicina dos povos tradicionais, passada de geração em geração pela tradição oral e que resistiu à destruição dos manuscritos das culturas desses povos como elo entre memória e saúde; diálogo através das formas comunitárias e cotidianas de preparar chás, banhos, aromas, unguentos, movimentos, respirações, que nos chegaram como legado de memória dos nossos ancestrais indígenas, africanos e de tantos outros que constituem a relação entre cultura, memória e saúde.

O propósito de compartilhar conhecimentos acerca das práticas integrativas e complementares em saúde se entrelaça com a construção do nosso percurso acadêmico: atualmente, nos dedicando a finalização da tese de Doutorado em Memória Social, ao abordamos a importância das memórias culturais da saúde, as artes, saberes e ofícios dos povos tradicionais, associados aos usos terapêuticos das plantas medicinais e seus modos de produção do conhecimento, vamos afirmando o necessário diálogo da ciência da medicina ocidental com as epistemologias da medicina dos povos tradicionais.

Trata-se de semear saberes, da cultura tradicional e da medicina acadêmica, postos em diálogo, percursos de reconhecimentos entre as memórias tecidas entre cultura e saúde na construção de sistemas, crenças e valores nas formas de cuidado em saúde. Sistemas de crenças e valores que foram tecidos através de heranças encontradas nas formas de alimentar, de vestir, de respirar, de relacionar com o meio ambiente, com a água, a terra, a floresta, o mar, com as formas de relacionamento e nutrição, com modos de vivenciar a dor e a alegria, a saúde e doença, nos processos simbólicos de morrer e viver, que são repletos de simbolismos e significados, processos culturais que marcam até os dias atuais, formas heterogêneas de cuidar da saúde. Das nossas vivências com as comunidades tradicionais do Nordeste brasileiro e junto à pedagogia griô[1] aplicada a saúde, apostamos na construção da Escola de Cultura e Saúde Semente de Jurema[2], estabelecendo profundas raízes que se entrelaçam na interface com o projeto *Semear*.

As narrativas de memória e saúde que se desenham nas linhas deste livro, escrito por um coletivo de mulheres estudantes, pesquisadoras e profissionais de saúde, são narrativas fertilizadas no solo de afetos, e, por isso mesmo, gestam formas de cuidar da saúde em que o conhecimento científico também se funde à sabedoria popular, na tarefa que foi implementar um horto medicinal numa unidade de saúde da cidade do Rio de Janeiro.

> "O grande narrador tem sempre suas raízes no povo, principalmente nas camadas artesanais (...) independentemente do papel elementar que a narrativa desempenha no patrimônio da humanidade, são múltiplos os conceitos através dos quais seus frutos podem ser colhidos" (Benjamin, 1993).

Que histórias as plantas nos contam? Que histórias contamos para elas? Plantas que habitam nossa terra, bem antes de algumas espécies animais. Quanta sabedoria há guardada no tempo de existência de cada folha, em suas raízes, frutos e flores, seus cheiros e líquidos, seus tempos de germinação e floração. Que diálogos de saber podemos tecer através das narrativas desenhadas neste livro, seja dos pacientes ou dos profissionais de saúde, que podem favorecer e enriquecer a produção do conhecimento acerca das práticas integrativas e complementares em saúde, especialmente com as práticas e saberes associados ao uso das plantas medicinais?

As plantas e as pessoas nos contam histórias sobre os ciclos da vida e da morte, sobre receber nutrição adequada, solo fértil para enraizar, florescer, germinar, transformar. Árvores e humanos guardam entre si muitas conexões e ensinamentos sobre a saúde e a vida. O saber científico vem se reconfigurando, posto que os modelos positivistas do fazer científico já não respondem mais à complexidade dos processos de morte e vida, saúde e doença. As plantas e as pessoas têm muito a dizer na construção compartilhada do conhecimento entre cultura e saúde.

As histórias contadas aqui são narrativas dos elos entre vida, memória e saúde, entre modos de mediar o processo saúde e doença através do contato com as plantas medicinais, a terra, os elementos da natureza. Este é um livro que nos convoca a adentrar na floresta das sábias árvores ancestrais, cujos modos de cuidar nos foram entregues pela memória ancestral, na forma de conhecimento oral, e puderam resistir ao serem soprados nos ouvidos das novas gerações pela memória de nossos antepassados. Não se mata um saber ancestral. Ele revive nas memórias de afeto e cura que a natureza nos oferta cotidianamente. Há aqueles que aprendem com os livros, há aqueles que sabem ler na natureza, o convite ampliado é para que possamos, juntos, reconhecer a importância dessas duas fontes de saber e colocá-las em diálogo na produção de conhecimento na área da educação em saúde.

A medicina dos povos tradicionais e a medicina dos homens da ciência moderna são formas de produzir conhecimento na arte de curar. As plantas ensinam suas leis e princípios para ambas as formas, tanto para a produção de medicamentos alopáticos como fitoterápicos. Cabe a nós aqui restabelecer esse diálogo de reconhecimento na construção das Práticas Integrativas e Complementares em Saúde (PICS) e no Programa Saúde da Família, através das narrativas de memória, saúde e ancestralidade da medicina dos povos tradicionais.

As temáticas abordadas neste livro são de fundamental importância para o debate principal que anunciamos aqui. Tanto na história da medicina moderna como na medicina tradicional, a escuta do corpo e das narrativas dos pacientes foi e ainda é um ponto importante para a construção das mais diversas formas terapêuticas, experiências científicas ou alquimias. Explorando o vasto universo de múltiplas possibilidades, a medicina se constituiu como uma prática social da arte de curar que se ancora em diversas ciências: biologia, química, física, matemática, filosofia, antropologia, dentre outras. O estudo da botânica sempre foi de extrema relevância para a pesquisa e prática social e da história da medicina moderna.

Este livro nos convida a continuar a contar as histórias de reinventar formas de criar elos entre a escuta da natureza humana e suas relações com a sabedoria da medicina das folhas, dos povos antigos que as guardavam, cuidavam, transportavam como verdadeiros tesouros, patrimônios naturais para a saúde e o bem viver comunitário em harmonia com o meio ambiente.

O Grupo Semear foi criado como forma de implementação do Horto Medicinal como estratégia de promoção de saúde mental, educação em saúde e sensibilização para autogestão do cuidado. As plantas medicinais e as histórias compartilhadas na escrita que o leitor terá à frente nos convidam a celebrar modos de fazer saúde como promoção de vida e felicidade. Modos de aprender e ensinar em processos de educação em saúde.

Encontramos a constituição de grupos terapêuticos como principal forma de organização das atividades do projeto junto à unidade de saúde. Destacamos a importância do diálogo entre o Instituto Jardim Botânico do Rio de Janeiro, a unidade de saúde e a população na construção compartilhada e dialógica que marcou a realização desse projeto. O livro compartilha o relato de organização desses grupos e do processo de diálogo entre diferentes profissionais e espaços, salientando que, embora se destaque a importância das estratégias coletivas e de educação em saúde nos processos de formação médica, pouco se aprende sobre o tema na graduação dentro da área de formação da medicina de família e da comunidade. Este livro nos convida a germinar essa semente de saberes.

O tema da medicina integrativa, aquela que reúne os contextos biopsíquico e social no cuidado em saúde, aliada à sabedoria das plantas medicinais aparece de modo transversal em toda a escrita deste trabalho. As Práticas Integrativas – abordadas através da dança circular, meditação, aromaterapia, produção de medicamentos caseiros, educação em saúde pelo autocuidado, partilha de histórias de vida e saúde ofertadas em círculos de aprendizado sobre educação e saúde por meio das plantas medicinais – marcam o percurso em que fluíram encontros, lembranças, formas de cuidar-se, modos de agregar práticas de cuidado em uma unidade de saúde. Dentre os pontos de fertilização de narrativas da medicina integradas pelo horto medicinal foi o trabalho coletivo, a diversidade de ações colaborativas entre os participantes, a reunião de diferentes faixas etárias, classes sociais, local de moradia etc. que nos fizeram deflagrar a verdadeira participação popular nos práticas de saúde, nos remeteram a postos de pesquisa e investigação sobre o tema da memória social e saúde e de sua extrema relevância na preservação e disseminação de cuidados deixados pelos nossos antepassados.

Primeira parte: narrativas semeadas

Para Benjamin (1993), são raras as possibilidades da narrativa, porque é como se estivéssemos privados da faculdade de intercambiar experiências. O narrador retira dessa troca o que ele conta e incorpora às histórias narradas a experiência dos seus ouvintes. A narrativa não está interessada em transmitir o "puro em si" da coisa narrada como uma informação ou relatório. Inscrevem-se na narrativa as marcas do narrador, seus vestígios estão presentes nas coisas narradas. Dentre as condições para a arte de narrar, estão a comunicabilidade da experiência entre narrador e ouvinte (comunidade de vida e palavra (Benjamin, 1993: 215).

O leitor encontrará as narrativas produzidas pelos afetos na memória acerca do uso terapêutico de plantas medicinais, provocados pelos efeitos do processo dos grupos estabelecidos na mediação com a equipe do projeto. Estar em grupo e na comunhão entre as narrativas das pessoas e das plantas, o contato com o solo da terra e das memórias dos participantes, reverberam ensinamentos que aqui são compartilhados, tecendo o encontro entre memória, narrativas e cuidado em saúde. Em algumas narrativas dos participantes dos grupos, destacamos a importância do tema da espiritualidade e suas implicações no processo saúde e doença, e ali encontramos o reconhecimento do ofício das rezadeiras e benzedeiras como promotoras de saúde. Os efeitos que os grupos produziam na vida cotidiana dos pacientes foram se afirmando nas práticas de ampliação da consciência individual e coletiva pelas escolhas saudáveis, no autocuidado, na alimentação, no uso de chás e outras formas de aplicação das plantas.

Em outra narrativa, surge a música como terapia para o farmacêutico, música que está nos hospitais, centros cirúrgicos, ateliês terapêuticos, espaços de atenção à saúde, de formas variadas. O tema da violência contra a mulher e o exercício de atuação plena do grupo como memória prazerosa, eis aqui mais um elo entre memória e saúde, através da criação de espaços de memórias e narrativas dos participantes do grupo.

Segunda Parte: narrativas científicas

> E eu fui achando tão difícil de fazer, que em vez de sentir vontade de morrer eu só pensava como é que se fazia a história de uma vontade de morrer (...) Achei tão bom poder transformar o que eu sentia em história que eu resolvi que era assim que eu queria viver: transformando (Nunes, 1987: 5.663).

A ciência é também uma maneira de contar histórias, com seus modos próprios, legitimados por técnicas, conceitos, teorias. A ciência nos convoca a observar, escutar, perceber, conectar, inventar soluções e caminhos. O bom investigador científico não está preso nos dogmas e paradigmas do seu tempo, ele avança, se preciso for em direção ao passado, para dele recolher as memórias de histórias esquecidas ou distorcidas para construção de outros futuros possíveis. A ciência e a cultura no campo da educação em saúde têm muitas histórias para contarem juntas, sobre outros modos de viver, outros processos de cuidar e mediar a relação entre saúde e doença.

A experiência que passa de pessoa a pessoa é a fonte a que recorrem todos os narradores. E entre as narrativas escritas, as melhores são as que menos se distinguem das histórias orais contadas pelos inúmeros narradores anônimos (Benjamin, 1993).

Essa parte do livro descreve narrativas que nos ensinam as relações entre as histórias de vida e os múltiplos sentidos de promover saúde, aliando as memórias e histórias repletas de ensinamentos acerca de como a conexão de uma tecnologia da saúde que reúne o tradicional e contemporâneo, o artístico e o científico, as ervas medicinais como sábias mestras que mediaram espaços de roda de conversas, de danças, de trocas de saberes, de jeitos de fazer a arte da medicina, de modo complementar às práticas já estabelecidas no programa saúde da família. O projeto Semear nos ensina a plantar um modo de fazer educação em saúde e a colher seus frutos, seja neste livro, sejam nas práticas dialógicas do acolhimento nos grupos realizados.

Da meditação e filosofia de vida dos povos orientais e afro-asiáticos, destacamos que as referências aos conhecimentos de autocuidado trazidos pela tradição védica, tanto através do Vedanta, enquanto escola filosófica, quanto através do Ayurveda, enquanto medicina tradicional da Índia, traduzem da melhor forma um conhecimento prático que conseguiu perdurar e sobreviver ao longo dos milênios. Na sequência, encontramos a pedagogia da roda e construção compartilhada em Paulo Freire e em Vigostky na educação em saúde. Destacamos a íntima relação entre cultura popular, memória e saúde – abordando a metáfora da alfabetização popular transposta para a educação comunitária em saúde, diminuindo o analfabetismo cultural através da pedagogia da roda como roda de conversa, dos círculos de diálogo como fluxos que estabelecem processos de comunicação em saúde.

No tópico sobre plantas medicinais e o elo de memória na cadeia ancestral do conhecimento encontramos o debate sobre os usos de plantas medicinais, de forma familiar e doméstica aplicada ao autocuidado. No tópico sobre a aprendizagem de cuidado em saúde realizada no grupo – aprender a aprender. Também estão presentes Vigotsky com a pedagogia da roda de Paulo Freire e a apresentação da "zona de desenvolvimento proximal", para dialogar com os processos de transmissão e conhecimento entre gerações mais velhas e mais novas.

E na finalização da segunda parte do livro, temos os textos sobre o afeto, a semente em terra fértil, metáfora fundamental para destacar a importância da dança circular com o cerne do trabalho terapêutico de Nise da Silveira, em que as oficinas terapêuticas com seus pacientes uniam arte e saúde e são uma inspiração para o coletivo de autoras, indicando sua relevância no estudo teórico-prático para corroborar a importância das práticas integrativas e complementares em saúde. Em "Mãe terra", a autora destaca a importância da sacralidade das plantas e da terra em suas diversas simbologias e mitologias dos povos antigos, denotando que o estudo da memória das culturas podem referendar a construção dialógica entre as epistemologias das medicinas tracionais em diálogo com as medicinas contemporâneas, resgatando princípios e valores sustentáveis e harmoniosos na relação com o meio ambiente e a sacralidade feminina. Destacamos o lugar social e cultural da mulher como elo na cadeia do conhecimento transgeracional.

Prezados leitores, *Semear* é um convite ao compromisso coletivo no movimento de construção compartilhada de novas tecnologias e metodologias para a expansão da inserção das PICs e das hortas medicinais como processo terapêutico e como garantia do direito a integralidade do cuidado na saúde das populações.

Sejam bem-vindos e bem-vindas à semeadora de afetos e histórias de curas através dos elos de memórias. Boa leitura!

Notas

[1] A pedagogia griô foi criada e difundida por Lillian Pacheco e Marcio Caires, do Ponto de Cultura Grãos de Luz e Griô (Bahia), para

promover o diálogo entre os saberes da cultura popular e os saberes da educação formal, reconhecendo os mestres da cultura de tradição oral como patrimônios vivos de saberes ancestrais. Sua metodologia foi desenvolvida a partir da biodança, educação popular e círculos de cultura de Paulo Freire, os saberes de matriz africana e indígena, dentre outras referências que destacam a importância dos contextos socioculturais nas formas de ensino e aprendizagem, dentro e fora dos espaços formais de educação, afirmando o processo de encantamento da escola através da cultura. Participamos da Rede de Tradição Oral – Ação Griô Nacional formada pelo Ministério da Cultura em 2008, compartilhando ensinamentos da música e plantas medicinais de comunidades tradicionais de Pernambuco, promovendo o encontro entre cultura e educação em saúde. Saiba mais em: www.graosdeluzegrio.org.br; http:escolasementedejurema.wordpess.com

[2] Saiba mais sobre o projeto Escola de Cultura e Saúde Semente de Jurema em http: escola.sementedejurema.wordpress.com

Olho d'água

Mayra Machado

Concretização de um desejo antigo

O Semear nasceu do encontro entre duas médicas do Sistema Único de Saúde (SUS): uma psiquiatra que quase se especializou em medicina de família e comunidade e uma residente de medicina de família que quase se tornou psiquiatra. O que as duas tinham em comum? O desejo antigo de alcançar o elo entre o conhecimento sobre os cuidados do corpo e da mente, considerando aspectos históricos e culturais. Dessa união entre a medicina de família e a psiquiatra surgiria a oportunidade de conhecer profundamente os participantes do grupo e tratá-los como seres humanos inteiros, integrando os saberes populares, tradicionais e biomédicos.

Por meio daqueles conceitos se definem as práticas integrativas e complementares, popularmente conhecidas como medicina alternativa. Assim criou-se uma vontade. Por que não lançar mão de todos os saberes para proporcionar bem-estar aos usuários do SUS?

Foi no Centro Municipal de Saúde (CMS) Píndaro de Carvalho Rodrigues, uma unidade da estratégia de saúde da família (ESF), que aconteceria a implementação do horto medicinal e se estabeleceria o grupo Semear.

Encontrando parceiros

A participação dos pacientes usuários do SUS foi de fundamental importância para que de fato tivesse início o projeto. Entre os pacientes, encontramos campo fértil e vontade de transformar e reconstruir coletivamente um espaço público: os jardins da unidade de saúde. Primeiro, o desejo e o envolvimento. Depois, a sensibilização e a participação ativa.

Identificado esse desejo, busquei no entorno da clínica parceiros que tornariam possível a concretização do horto. Foi quando lembrei de Yara Britto, curadora da coleção de plantas medicinais do Instituto Jardim Botânico. Ainda na graduação fui apresentada a ela por uma amiga ecóloga. Anos depois, soube que poderia solicitar suporte e doação de mudas ao Instituto de Pesquisas Jardim Botânico do Rio de Janeiro (JBRJ)

Fato curioso. O Jardim Botânico não só estava inserido no território da minha equipe da estratégia de saúde da família, como também ali no bairro trabalhavam e viviam muitos pacientes que faziam uso das plantas medicinais.

Marquei então uma reunião com a curadora da Coleção Viva de Plantas Medicinais.

Antes disso já havia buscado embasamento teórico para caracterizar bem os objetivos do grupo de saúde mental que ali nasceria. Conversei com meu preceptor na residência de medicina de família, que orientou como bem planejar um grupo terapêutico. Ele me ajudou a fazer contato com o gerente do

CMS, que, por sorte, é acupunturista e atento à importância da implementação das práticas integrativas e complementares na atenção primária à saúde. Assim, tivemos permissão para capinar e plantar as mudas que ganharíamos. O CMS Píndaro de Carvalho Rodrigues tem uma área verde enorme.

Em seguida, fizemos contato com a psiquiatra matriciadora do Núcleo de Apoio à Saúde da Família (NASF), já que o objetivo era usar o horto medicinal como estratégia de promoção de saúde mental através da horticultura terapia, educação em saúde e sensibilização para a autogestão do cuidado.

Mais sorte ainda tivemos, porque a matriciadora, Joana Moscoso, era instrutora de *mindfulness*. Iniciar o grupo com prática de *mindfulness* era a peça fundamental para convidar os participantes para a autopercepção. Afinal, não seria tão interessante se não pudéssemos silenciar e nos concentrar no momento presente, com atenção plena, e depois ainda ter a oportunidade de compartilhar o que sentimos com o grupo.

Estava feito. Agora só faltava a reunião com a curadora.

Chegando ao Jardim Botânico, encontro uma mulher forte, profunda conhecedora das plantas, que transitava confortavelmente entre o conhecimento popular e o científico concernente à fitoterapia. Um espaço carinhosamente decorado com o acolhimento típico que a sabedoria popular traz.

Logo no primeiro encontro ela foi muito clara sobre a importância desse diálogo entre o instituto, a unidade de saúde e a população. Que se desse frutos, muito poderia ser feito para beneficiar o grupo. Confiou-me, então, entre mudas e estacas, quinze exemplares de plantas medicinais que seriam adequadas para plantio na unidade de saúde. Além das mudas, Yara indicou as fontes bibliográficas que usamos nos encontros do Semear.

Atraindo participantes

Usamos o benefício de dois atributos da medicina de família e comunidade para identificar e trazer pacientes interessados ao grupo: a competência cultural e a medicina centrada na pessoa. É extremamente necessário para nossa especialidade conhecer não só o quadro clínico do paciente, mas também criar um ambiente agradável para que a pessoa se sinta confortável e confiante para falar sobre seus gostos pessoais, seu estilo de vida e, principalmente, ter poder para opinar sobre o tratamento.

Dessa forma, tivemos, dentro do consultório de cada uma das equipes, informações suficientes para convidar os pacientes ao grupo. Para isso, divulgamos aos profissionais do centro municipal de saúde a data de início do grupo e informamos que novos participantes poderiam entrar a qualquer momento. Poderiam ser convidados pelos médicos, enfermeiros, psicóloga do núcleo de apoio à saúde da família, técnicos de enfermagem e agentes comunitários de saúde, os pacientes com transtorno mental leve, como ansiedade e depressão. Mas também estabelecemos que qualquer pessoa interessada em trocar saberes sobre as plantas medicinais, sendo cadastrada ou não na unidade de saúde, poderia participar.

O grupo acontece em uma área externa, no jardim entre o prédio principal e o prédio anexo do CMS Píndaro de Carvalho Rodrigues. Recentemente, a unidade de saúde passou por uma reforma, que instalou portas e paredes de vidro ao redor dos prédios. Desse modo, o grupo tornou-se uma verdadeira vitrine para os pacientes que aguardam suas consultas e aqueles que vão até a unidade para buscar medicamentos ou se vacinar.

Para atrair mais interessados, utilizamos também as redes sociais. Na página do grupo divulgamos eventos, vídeos e fotografias, e toda semana publicamos um resumo didático sobre os conhecimentos que compartilhamos em roda.

Outra forma de divulgação também tem sido o convite pessoal nos outros grupos que acontecem na clínica, como a academia carioca, grupo da terceira idade, e o grupo de terapia. Também estimulamos que os participantes do Semear trouxessem membros da família e amigos interessados a fim de atrair um público bem diverso, capaz de enriquecer a troca de saberes.

Captação de materiais e preparo do solo

A fim de estimular a autogestão, a corresponsabilização e a sensação de pertencimento ao grupo Semear, lançamos mão da construção coletiva de todas as etapas do processo de implementação e manutenção do horto. Assim, envolvemos desde o chefe de limpeza da unidade de saúde, senhor Rinaldo, que capinou e revolveu a terra, aos seguranças, que aos finais de semana e feriados ajudaram a regar as mudas.

Muitos dos materiais necessários, como ferramentas de jardinagem, luvas e adubo foram doação dos participantes do grupo e se juntaram a outros já existentes na própria unidade de saúde.

No mesmo período de planejamento do grupo, a Secretaria Municipal de Meio Ambiente instalou uma composteira de tela. Essa composteira foi alimentada por cascas de alimentos trazidos pelos profissionais e usuários do SUS e também por folhas secas colhidas no jardim pelos funcionários da limpeza.

Hoje, utilizamos terra vegetal da própria unidade de saúde para adubar o solo.

Início do grupo

Uma das finalidades do grupo era complementar o tratamento para os transtornos mentais leves como ansiedade e depressão, mas, sem sombra de dúvidas, a pessoa mais ansiosa no primeiro dia de grupo de era eu. Muitas questões passavam pela minha cabeça. Quantos pacientes compareceriam? Haveria adesão? Quantos meses o grupo iria durar? Os outros profissionais da unidade iriam aceitar bem o grupo? E quando eu começar a roda de dança circular sagrada? Aquele momento para mim e para a Joana representava algo que há muito tempo estávamos aguardando. Era o momento de praticar medicina integrativa, com o aval da gerência e da direção do Centro Municipal de Saúde e, mais ainda, do Ministério da Saúde. A estratégia de saúde da família sem dúvida era o melhor veículo para essa prática.

Apesar da autocrítica exagerada, essas preocupações podem ser consideradas normais para o universo de uma médica. Na medicina de família e comunidade sabemos da importância das ações coletivas e de educação em saúde, mas durante a graduação se aprende pouquíssimo sobre o tema. São seis árduos anos de aprendizado no modelo biomédico cartesiano, mecanicista. Nesse modelo, compara-se o indivíduo a uma máquina e seus órgãos a peças que necessitam de reparo, de modo que tentar enxergar os outros aspectos que compõem o ser humano, como sua história de vida e o ambiente que o cerca, são desconsiderados.

Aos poucos, os pacientes foram chegando e, para minha surpresa, logo no primeiro dia vieram mais de dez participantes.

Fizemos então uma rodada de apresentação, onde cada integrante deveria contar seu nome, como chegou até ali e seu qual seu interesse pelo uso de plantas medicinais. Queríamos saber também como foi o primeiro contato com as plantas.

Havia uma jovem moradora do Vidigal, instrutora de ioga, que já iniciava sua trajetória no conhecimento sobre as plantas medicinais. Ela trouxe consigo outros amigos e amigas que estavam na mesma busca. Outra paciente, convidada durante uma consulta por estar de luto pelo falecimento de sua mãe, lembrava sempre da mãe durante os encontros, pois seus primeiros cuidados eram sempre com o uso de chás e xaropes. Ela trouxe também suas irmãs e seu pai, um idoso que as fazia enfrentar um desafiador processo de demência. Havia também um rapaz interessado em compartilhar seus conhecimentos sobre agroecologia e permacultura, de modo que toda a cerca foi construída coletivamente pelos participantes do grupo com bambu retirado da própria unidade de saúde.

Desde o primeiro encontro, nosso grupo se apresentou diverso, com homens e mulheres, jovens e idosos, moradores de bairros nobres como Leblon e Jardim Botânico e de comunidades como o Parque da Cidade e Vidigal. Todos com o interesse comum de trocar experiências e empoderar-se, transformar o espaço público daquela unidade em um espaço de convivência, saúde e aprendizado mútuo.

Logo após a apresentação dos participantes, Joana propôs uma caminhada para reconhecimento do espaço com Atenção Plena. Em seguida, os participantes foram convidados a contar como se sentiram durante o exercício. Observamos que surgiram memórias e reflexões riquíssimas sobre como a pressa do cotidiano nos faz perder a atenção para detalhes como a temperatura ambiente, os sons e aromas e até mesmo as emoções que esses estímulos desencadeiam e como podemos reagir a eles.

Era o momento de sentar em roda e fazer circular o conhecimento que cada um trazia sobre o uso das plantas medicinais. No primeiro encontro, optamos por trocar saberes sobre os principais métodos de extração dos princípios ativos. Assim aprendemos como os participantes preparavam xaropes, infusões, cataplasmas, tinturas e descobrimos que muitos deles mantinham a tradição de autocuidado de suas mães e avós. Compreendemos que esta cultura está viva mesmo nos grandes centros urbanos. Combinamos de, a cada encontro, conversar sobre o uso tradicional e sobre o saber científico de uma planta medicinal.

No terceiro momento, apresentamos as mudas e estacas e dividimos tarefas necessárias para a implementação do horto medicinal. Os participantes se dividiram entre coletar e picar folhas secas, que seriam úteis para a cobertura do solo; capinar, revolver a terra e cavar as covas; e realizar o plantio e colher e, ainda, beneficiar bambu para confecção da cerca.

Ao longo das atividades observamos que o grupo era capaz de se autogerir. Foram respeitadas as limitações e afinidades dos participantes. Enquanto todos cooperavam para a implementação do horto, percebemos que as reflexões sobre os desafios vivenciados em suas rotinas eram acolhidas pelo grupo e transformadas pela conexão com a terra.

Finalizamos com dança circular em torno dos novos canteiros.

"Brota, brota semente de Deus
Se abre ao sol,
se balança ao vento.
Refresca na chuva,
Alimenta da terra.
Respira, respira
Vamos respirar"

M.C. de Moraes

Primeira Parte

O Rio da Vida

Antônio

Mayra Machado

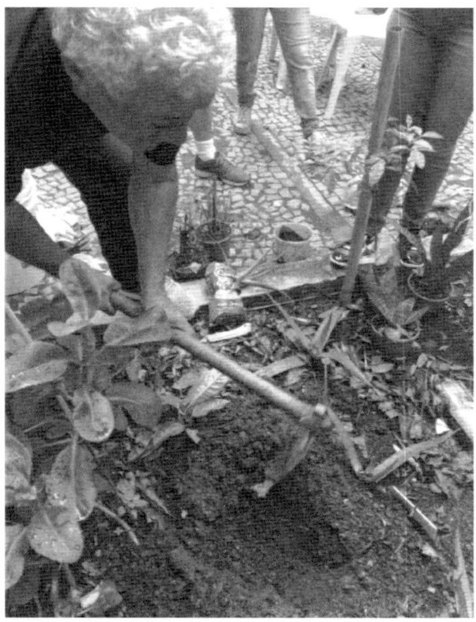

Antonio se mobilizando no plantio de uma nova muda.

Antônio nasceu em uma casinha simples no interior de Pernambuco, que nem energia elétrica tinha. A criatividade de sua mãe para superar as dificuldades e cuidar de 12 filhos era enorme: Criava galinhas e cultivava uma horta com várias verduras e plantas medicinais. Tinha também muitas árvores frutíferas no quintal. Mas "com comida ou sem comida a família era toda unida".

Seu propósito era ajudar a família. Ao completar 17 anos de idade tomou a difícil decisão de mudar-se para Rio de Janeiro para encontrar um emprego. Por dez anos enviava à mãe todo dinheiro que recebia. Fez isso até ter condições de comprar uma casa na cidade para os seus pais.

Foi quando pode, então, construir sua própria moradia. Conheceu uma moça com quem teve três filhos: Bernardo, Vitória e Felipe, que infelizmente faleceu ainda bebê. Trabalhou em dois empregos, inclusive aos finais de semana e feriados, para dar aos filhos a educação formal a qual não teve acesso.

Buscou com dedicação e afinco ser bom provedor para a família que criou, mas, com o passar dos anos, encontrou percalços na relação com o filho e a esposa. A fim de ter mais liberdade, Bernardo saiu de casa e da faculdade. Pouco tempo depois, sua esposa, que vivia incomodada por não professar a mesma religião, deixou Antônio para morar com o filho.

Após tantos anos de sacrifício e trabalho, encontrou a casa vazia. Sentiu-se só e incapaz de lidar com a tristeza. Todo seu esforço não foi suficiente para manter a família unida. Por dois anos o sofrimento o impediu de cuidar da casa e da própria saúde. Ganhou peso e desenvolveu uma hipertensão de difícil controle.

Foi convidado a frequentar o grupo Semear durante uma consulta de enfermagem. Sua pressão arterial estava altíssima. Com uma escuta acolhedora a enfermeira notou que seria importante o trabalho multidisciplinar.

> "Quando cheguei lá no grupo a primeira vez, comecei a chorar, e, depois daquela vez, fui botando tudo para fora, mas com tranquilidade, com mais paz. Minha pressão agora tá

normal, o remédio que eu tomava agora tá fazendo efeito. Porque o remédio para a pressão não resolvia, nem o estresse nem minha ansiedade, essa coisa o grupo tá resolvendo."

Ele também pratica os exercícios de atenção plena em casa. "Um ano e meio depois da separação, eu não conseguia dormir. Quando passei a frequentar o grupo, fazer caminhada, tomar chá, já diminuiu a ansiedade. Antes eu não conseguia respirar, não conseguia pensar claramente. E esse grupo me ajudou muito, me deu muita força. Hoje eu me sinto mais livre da angústia. Eu tenho muita energia para caminhar, para conversar e até para botar uma roupa bonita e sair."

Na roda de troca de saberes sobre as plantas medicinais, ele mostra que tem muita sabedoria para transmitir. "De geração para geração. Minha mãe fazia chá, a minha vó fazia para minha mãe, quando a minha mãe teve a gente, ela passou a fazer a mesma coisa."

Conhece receitas de preparações caseiras para aliviar diversos males: Casca de aroeira para cicatrização. Talo de caninha-do-brejo, quebra-pedra ou cabelo-de-milho para problema urinários. Aroma de alecrim para enxaqueca. E ainda acrescenta que "se tomar um chá em casa, eu tenho que falar o que eu tomei para o médico, porque o chá que eu tomei em casa, no consultório pode ter a mesma substância".

Hoje ele é um grande aliado na manutenção do nosso horto. Ajuda a regar as plantas mesmo quando não é dia de grupo. Recebe com afeto os novos participantes e nos brinda com sua sabedoria. Mostra que vínculo criado pela amizade pode ser tão forte quanto os laços de sangue. Ele honra seus antepassados e sua cultura ao cultivar a terra. Antônio é um guerreiro do Amor.

Nilza

Mayra Machado

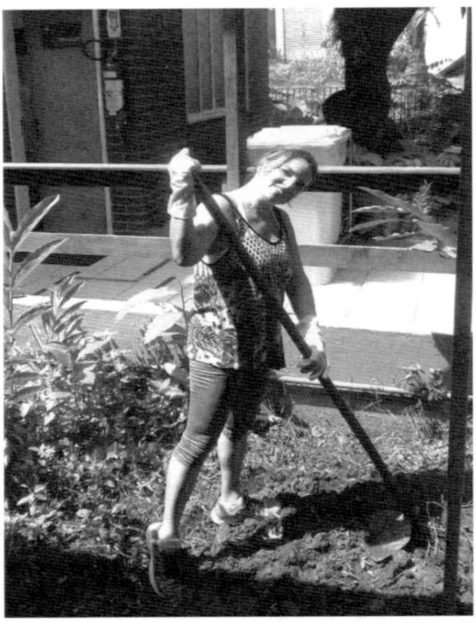

Nilza, muito alegre, capinando a horta

A vida de Nilza começou turbulenta como as águas que rolam de uma cachoeira e vão se acalmando pelas praias tranquilas que desaguam no mar. Ela conta que a família foi separada do pai que fugia da seca da Paraíba para buscar melhores condições de vida no Rio de Janeiro. Sua mãe ficou só, cuidando de um bebezinho, até que a família se reuniu novamente para viver na Rocinha.

Nilza nasceu no Rio de Janeiro. Sua infância foi dura e somente hoje compreende o esforço que seus pais fizeram para oferecer uma boa educação, mantê-la protegida dos perigos da vida em uma comunidade que, naquela época, já era influenciada pelo tráfico de drogas. Quase não podia sair de casa.

Em busca de liberdade, começou a trabalhar cedo e, aos 14 anos, já tinha sua carteira assinada, mas viveu uma adolescência muito curtinha porque logo engravidou do namorado. Casou-se. O casamento já se mantém há 32 anos. Conta que nesta reta do Rio da Vida precisou recuperar sua liberdade, o que causou muita ansiedade e sofrimento, mas que a religião e a psicoterapia deram a ela muito suporte.

Com o passar dos anos e muita dedicação o trabalho lhe rendeu frutos. Agora, com mais conforto, considera que pode desfrutar com sua netinha de cada momento que perdeu pelo correr da vida.

> "Agora já posso ser aquela mãe que eu gostaria de ter sido e eu reconheço isso sendo avó. Então eu curto muito. Esses dias ela estava falando que o pezinho dela tá 29, aí eu lembrei quando eu calçava 29. E eu nem percebi a minha filha calçar 29. Sabe? Essas coisas que a gente perde quando tem que viver muita coisa ao mesmo tempo. Mas agora eu me sinto mais tranquila dando para minha netinha as coisas, vivendo com ela. Ela me dá essa oportunidade de viver isso."

Nilza veio ao grupo Semear em busca de um maior contato com a natureza. Queria retomar sua busca pelo autoconhecimento e pelo cuidado consigo mesma, que iniciara aos 20 anos de idade, quando começou a psicoterapia. Há 16 anos havia deixado o tratamento, mas, através das práticas de *mindfulness*, percebeu que era hora de olhar com mais atenção para os próprios conflitos e voltar à terapia. Acredita que a busca pelo bem-estar vai até o final da vida e que estar em conexão com a terra a ajudou a ter uma sensação de plenitude.

Exemplo disso é que, para ela, integrar o grupo Semear tornou-se um tratamento complementar para a enxaqueca. Com os saberes que adquiriu no grupo foi introduzindo na sua vida a rotina de tomar chá, relaxar, estar mais atenta, de se conhecer e ser mais cuidadosa com a netinha e com o marido. Para ela, tomar chá de erva-cidreira juntos traz lembranças da infância e maior integração com a família, além de melhorar a qualidade de seu sono.

Antes de frequentar o grupo, Nilza já havia experimentado diversos tipos de tratamento medicamentoso para enxaqueca e para ansiedade, que a ajudavam muito até que os efeitos colaterais a faziam declinar. A dor era tamanha que estava prejudicando seu trabalho e seu casamento. Conta que já sentia vergonha de queixar-se ao marido e que, quando ele perguntava o que se passava, inventava outro motivo, uma desculpa. Ficava ali, quietinha, sentindo a dor. E ele, animado, querendo passear, querendo viajar. Perguntava-se se ia passar a vida inteira assim, como se tivesse recebido uma desafortunada herança de seu avô que também sofreu muito pela enxaqueca.

> "Os médicos da família estão me ajudando a entender o que é essa dor de cabeça, passei a fazer um diário dela, entender o que ela é, quando ela vem. Para eu entender melhor. Né? Eu achei bem melhor, porque você já toma um remédio sem saber por quê. Então melhor do que ir lá no médico tomar um remédio controlado é entender o que realmente é. Dar atenção máxima, olhar

para ela, ver o que tá causando, por que eu quero ficar livre dela. Então o grupo, ele tá me ajudando a entender. Continuo tomando minha medicação, mas não é de tarja preta, é uma medicação mais leve que tá me ajudando. E junto com algumas alternativas de chás, eu consigo controlar também um pouco."

Seu primeiro contato com as plantas medicinais foi ainda na infância, através de sua mãe e de uma rezadeira. Lembra-se que a rezadeira usava um galhinho de arruda, ia fazendo oração com uma fumacinha. Já sua mãe fazia chá de boldo para dor de estômago e de maracujá para acalmar, mas, na maior parte das vezes, por conta da vida atribulada na cidade, acabava se distanciando desses saberes e comprando remédios na farmácia. Nilza está feliz por ter a oportunidade de resgatar esse conhecimento: para ela, não há graça maior que fazer o próprio remédio. Começar o tratamento em casa com a planta que conhece. Se não morasse em apartamento, ela plantaria ainda mais. Gosta de sentir aquele cheiro que é da terra, ter um contato maior com o verde e com a planta que traz os benefícios que a terra dá. "Pegar um agrião, fazer um xarope e ver que aquilo funcionou, nossa! Não tem preço. É muito gostoso."

Além de preparar alguns remédios caseiros, ela também está mais atenta para a qualidade da alimentação: "Eu tô comprando mais legumes, tô usando mais temperos de ervas. Eu até tava conversando ontem com meu marido, por que a gente antes comia feijão, arroz, uma carne, uma salada. Tudo bem. Mas hoje eu faço um quibe de grão-de-bico. Faço com salada e um peito de frango. Nossa! E ele amou esse almoço de ontem. Parecia que a gente tava no melhor restaurante do mundo."

Para sair da rotina, busca colorir o prato. Não se preocupava com isso antes. Bota cor de abóbora, bota vermelho, bota verde. Observa se o prato tá bem colorido e se a refeição que está oferecendo para sua família está nutritiva. E diz, com gosto, que a netinha ama. Come com prazer e bastante. E também conversa com ela sobre isso, pois quer acostumá-la desde pequenininha a ter cuidado com a alimentação.

Compreendeu que o respeito ao próprio corpo e a Atenção Plena são ferramentas úteis para alcançar a inteireza que tanto procura. Enquanto caminha, observa os sons à sua volta, a sola dos pés, se está confortável. Observa até a postura. Respira profundamente para ter mais calma. "A gente precisa escutar o que o nosso corpo diz. E não viver só em função da hora, com pressa."

Sua reflexão vai para além da individualidade. Encontrou na interação com o coletivo a oportunidade de partilhar experiências e aprender com as singularidades de cada participante. "Não, realmente não sou só eu que tenho tantos problemas, que tive tantas dificuldades. A minha realidade é diferente da dela, daquela e do outro, mas são todas dificuldades. Então, assim, eu acho que a gente, mesmo errando com a gente mesmo, exagerando em algumas coisas, a gente só quer buscar essa felicidade. Né? Ser feliz."

Hoje percebe que está vivenciando e sentindo esse grande amor que tem pela família, saboreando cada aspecto de sua existência. Procura buscar as coisas gostosas que o mundo dá para que ela tenha paz. Como quando diz que o contato íntimo com a terra remete uma lembrança que não sabe de onde vem. "É como se a nossa alma já conhecesse essa sensação. Tem dentro de mim uma alguma coisa que precisa da terra, tanto que gera um bem-estar. É um bem-estar, relaxa. A gente mexendo nas flores, depois jogando as folhas e depois mexendo...". Por esse motivo, Nilza tem mais vontade de se integrar com a natureza e fecundar a terra para encontrar serenidade. Nilza é uma buscadora.

Joni

Loïse Faber

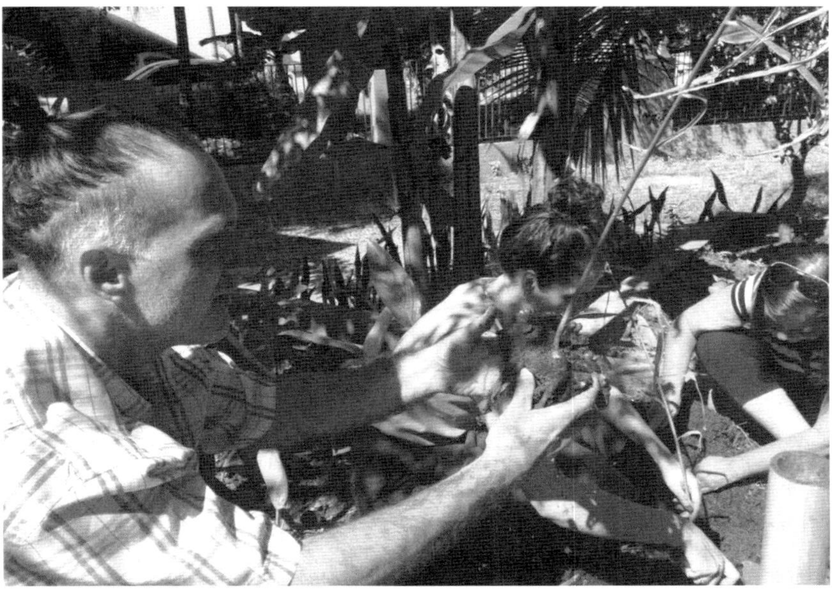

Joni admirando a planta prestes a ser posicionada na terra.

Joni foi criado no interior do Espírito Santo por uma família muito religiosa que o levava a igreja todo domingo e o fez desenvolver seu lado espiritual. Mantém a reza presente no seu dia a dia, pois sua conexão com Deus o fortalece para enfrentar os percalços da vida. Seu pai trabalhava como farmacêutico e, como era comum em cidades do interior, era mais procurado pelas pessoas do que o próprio médico. Os pacientes vinham em busca de sua experiência para obter algum xarope ou medicação fitoterápica.

Sua farmácia, herança familiar, era a única da cidade. Estava localizada bem ao lado de sua casa. Durante o dia, ele colocava música na sala da própria casa e deixava a porta da sala aberta. Assim, o som chegava até a farmácia. Esse contato com a música desde a infância inspirou Joni a tocar violão na época da faculdade.

Cursou biologia com especialização em botânica pteridófita. Ele havia se mudado para Juiz de Fora para prosseguir com os estudos e aproveitava a noite para tocar em bares e locais públicos por pura diversão.

Ao se formar, decidiu morar um ano na Itália. Retornou ao Brasil tamanha era a falta que sentia de sua família. Seu pai o orientou a ingressar na faculdade de farmácia e prosseguir a herança familiar, e ele assim o fez: retornou a Juiz de Fora para estudar farmácia e voltou a trabalhar com música. Começou a tocar flauta como novo instrumento e logo depois saxofone. Música era terapia para ele.

Quando terminou a faculdade, foi morar no Rio de Janeiro onde conheceu sua atual esposa, com quem teve dois filhos, Gabriel e Jade. Seu amor pelo Rio de Janeiro o fez criar um projeto chamado "Rio que eu quero ver". Consiste em falar a respeito das belezas do Rio e, assim, construir uma imagem positiva da cidade. Joni acredita nos estudos espirituais. É adepto da cabala, que foi essencial para ele resolver bloqueios psíquicos de educação e comportamento que estão inconscientemente enraizados.

Através da cabala, conseguiu trazer pensamentos positivos para o cotidiano e deixar de lado os pensamentos de não merecimento que tinha. Sua intimidade com plantas medicinais e seu prazer em mexer na terra despertaram o interesse em conhecer o grupo Semear. Foi um amigo que comentou a respeito da existência do horto medicinal na clínica da família.

Antes do Semear, Joni estava mais ansioso, sentindo-se mais vazio e procurando atividades para preencher seu dia. O grupo foi uma das atividades que mais contemplou sua necessidade de bem-estar. Ele conta que fica fascinado com a ideia de que pessoas com personalidades diferentes se reúnam para cuidar das plantas e compartilhar experiências. Isso gera uma sensação de pertencimento por estar inserido em um grupo em que cada um ouve o outro e troca relatos e experiências.

Desde que começou a frequentar o grupo, está mais focado no seu bem-estar. Acorda mais cedo para fazer caminhada. Joni sabe que o processo de transformação é diário e que realizar atividades prazerosas é a chave para diminuir a ansiedade, que considera o grande mal da sociedade moderna.

Paula

Mayra Machado

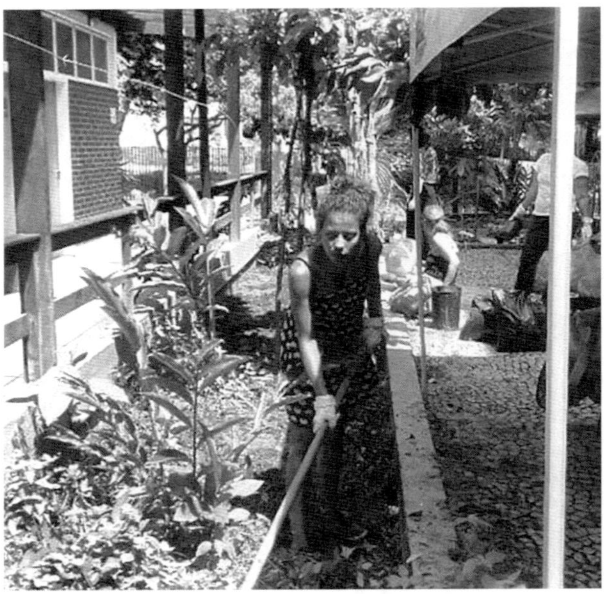

Paula extravasa as tensões revirando a terra.

Paula passou a infância entre o Recreio dos Bandeirantes e a comunidade Chácara do Céu, na Zona Sul do Rio de Janeiro. Vivia na Chácara com sua mãe, o irmão e o pai, mas sentia mesmo total liberdade quando ia visitar a avó materna, no Recreio. Ela conta que recebeu muito amor de sua mãe. A única mãe que acompanhava as crianças no jogo de bolinha de gude e que subia na árvore para catar jamelão era a dela.

Mas muitas vezes esse carinho materno vinha carregado de controle, e era por isso que Paula gostava tanto de visitar sua avó. Mesmo sendo pequenininha, lá ela sempre podia fazer de tudo. Até usar o fogão! Quando ficava doente, era a avó que sabia de muitas plantas medicinais para curar. Ela era indígena, e Paula se orgulhava muito de fazerem aniversário no mesmo dia. Mas sua mãe tinha medo de usar aquelas misturas e acabava usando o básico: erva-doce, capim-limão.

A relação com o pai e com o irmão era de maior distanciamento, pois Paula cresceu em um ambiente em que não estavam bem estabelecidos os limites da individualidade. Seu pai era muito agressivo, e isso causava medo e repulsa. À medida que foi crescendo, buscou romper e sanar as relações abusivas em sua vida.

Lembra que tomou consciência disso não só através da relação complicada dos seus pais, mas também quando, já adolescente, perdeu sua melhor amiga, vítima de feminicídio. Paula sentiu tanto medo e falta de acolhimento pela família que decidiu morar sozinha. Casou-se aos 19 anos, mas acabou repetindo um ciclo:

> "Eu estava em uma relação muito abusiva. Casada com um homem que me agredia fisicamente. Eu vi que eu estava repetindo o comportamento da minha mãe, que também era agredida pelo meu pai. Eu não sabia como me livrar daquilo. Minha avó era a minha conexão com o meu feminino, com a maternidade. Eu admirava muito ela porque ela me dava aquela liberdade que eu buscava."

No meio deste torvelinho a avó faleceu, e Paula não conseguiu estar tão presente quanto gostaria. Depois de cinco anos ela terminou o casamento e se relacionou com outras pessoas. Anos depois conheceu uma mulher que foi muito importante na vida dela. Foi uma relação de muito autoconhecimento, de aprendizado.

> "Com ela eu tive coragem. Eu fui entregando e curando esses medos. Com ela eu tive um enfrentamento com a pessoa que eu desejo ser. De não ser mais tão *workaholic* e de ter uma vida cada vez mais simples, que eu posso ter menos e fazer o que eu gosto. Parei de comer carne. Comecei minha curiosidade sobre as plantas. Antes eu tomava muito remédio pra tudo. Eu trabalhava 16 horas por dia com produção de teatro. Ficava horas sem comer. Fumava cigarro. Eu me anestesiava com remédios para não sentir dor de cabeça. Para não sentir cólica. Eu tomava anticoncepcional, mesmo me relacionando com uma mulher, para não ter que menstruar."

Paula sentiu muito o término dessa relação. O ano passado foi devastador para ela, porque, nessa época, também sofreu um abortamento e sua mãe adoeceu gravemente e faleceu.

> "Minha mãe ficou hospitalizada. Eu tive que me conectar com ela. Descobriram um tumor no cérebro. Foi tudo muito breve. Eu tive apenas quatro meses para me doar pra ela. Larguei o emprego. Não foi da melhor maneira, porque ela ficou num estado muito, muito triste."

Poucos meses antes de vivenciar aquele que seria o período mais difícil de sua vida, ela conheceu o Grupo Semear.

> "Participar do grupo aumentou meu desejo de olhar pra mim como um ser integral. Amadureceu meu cuidado comigo mesma. Eu acredito que estar com outras pessoas faz parte do meu ciclo de evolução. Na minha roda de sagrado feminino eu comecei a trazer um pouco das ervas pra elas. Eu acho que me fortaleceu."

Para ela, a potência do grupo é a troca de experiências através da presença e da oralidade. Sente muito prazer em se comunicar com outras pessoas que não conheceria fora deste círculo. Também tem prazer em praticar a escuta. Sobre os exercícios de atenção plena, conta que pratica todo dia em casa. "Mudou minha vida. Muda o estado de presença, né? O lidar com a situação. *Mindfulness* me proporciona que as coisas fiquem mais claras."

Tenta praticar atenção plena quando lida com a horta medicinal: "porque é muito gostoso, né? É sensorial. Tem o cheiro. Eu lembro da infância, porque eu morei em casa com quintal, e a gente brincava na terra. Tem uma relação muito forte com uma memória prazerosa".

Paula considera que através do grupo suas várias personagens se fortaleceram, como se criassem uma nova camada. "Sabe uma árvore que está crescendo? A casca vai ficando mais grossa, o caule de fininho vai ficando com cara de tronco." Ela é uma árvore sombreira, com profundas raízes e ramos flexíveis, que bem acolhe quem está disponível para uma boa conversa.

Míriam

Giseli Libânio

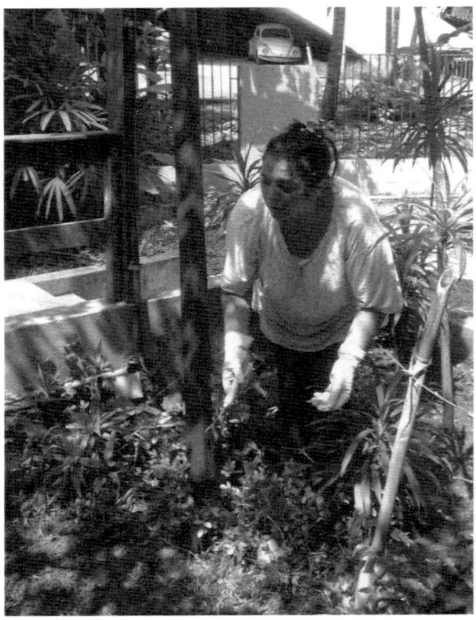

Miriam no processo de plantio de uma muda.

Míriam tem raízes no chão fértil brasileiro. Seu pai veio de Portugal, mas a família de sua mãe plantava cacau no Sul da Bahia. Ela nasceu no Rio de Janeiro e cresceu ali. Sua família costumava passar as férias em Belo Horizonte e Furnas, então Míriam sempre teve íntima relação com a terra.

Ela é uma mulher muito guerreira, apesar das várias dificuldades que enfrentou durante a vida, conseguiu se formar na faculdade por mérito próprio, trabalhando para pagar os estudos e ainda ajudando em casa.

Há cerca de 14 anos é a cuidadora de seu pai, Américo, que, por sua doença, necessita de dedicação especial, bastante atenção na alimentação e cuidados de higiene. Perdeu a mãe também recentemente, e isso a marcou muito.

O Grupo Semear apareceu em sua vida durante uma consulta na Clínica da Família, quando foi acompanhar seu pai. Ela já gostava muito de plantas, tem várias em casa e cuida com muito carinho, então resolveu participar do grupo.

Defensora dos animais, seu amor pelos seres vivos é tão grande que é incapaz de fazer mal a qualquer um deles. Sentiu que o grupo era parte dela. Um de seus primeiros comentários foi uma lembrança de quando ainda era bem pequena: "Ah, o cheiro de terra é uma delícia! É cheiro de infância."

Míriam sempre acreditou que a melhor forma de cuidar de si mesma era através do uso das plantas medicinais. Sua mãe fazia vários chás quando alguém na família adoecia, e ela conta um preparado muito famoso da sua adolescência, que é o chá de berinjela, usado para emagrecer.

Acredita que o caráter preventivo é o que nos torna menos vulneráveis às doenças. Procura consumir alimentos predominantemente crus e tenta ter uma alimentação saudável. "Tentar evitar de ficar doente. Então, vocês seriam médicos preventivos, que eu acho sinceramente o mais certo."

Os exercícios de Atenção Plena tem ajudado Míriam no seu dia a dia. "Tudo eu faço com atenção. Aí eu não quebro nada. Não quebro, não estrago, não queimo nada. A gente percebe tudo que está ao nosso redor: o cheiro, o gosto, o sentido." A meditação é uma forma de autoconhecimento e tem sido o elemento capaz de transformar sua relação com a família, com seu pai e com ela mesma. Agora consegue cuidar um pouco mais de si e pensa ter adquirido força ainda maior que aquela que já tinha.

Do alto dos seus longos cabelos castanhos, que lhe conferem leves traços do que talvez tenha sido um antepassado indígena, ela mostra a sabedoria nas pequenas coisas. Acredita na bondade das pessoas, no bem comum e no amor como forma de proteção. Está buscando um caminho mais calmo em sua vida; depois das turbulências, espera um mar mais tranquilo. Tem dentro dela a vida simples do campo, a pureza e gentileza do simples. "Você vê o rosto das pessoas que moram no interior, tem aquela maneira de falar tão calma, a vida é tão calma, não precisa falar rápido."

Míriam amadureceu. Agora tem novos desafios dentro dela. Irá enfrentá-los com a força de sempre, porém, em um mar mais tranquilo. Míriam já é boa marinheira.

Cynthia

Giseli Libânio

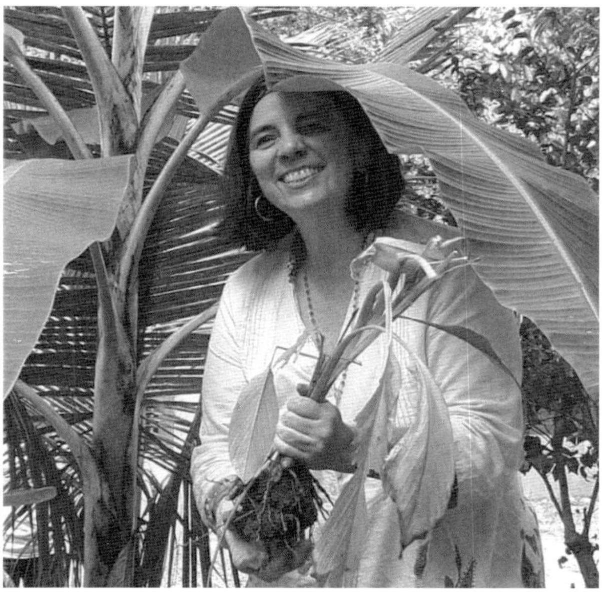

Cynthia animada em pôr a mão na massa na horta do grupo Semear.

Cynthia é uma mulher de personalidade alegre e ativa, muito animada. Quando conheceu o grupo Semear, por intermédio de sua irmã Míriam e de seu pai Américo, estava vivendo um momento difícil em sua vida. Havia perdido a mãe há pouco tempo e seu pai estava doente, necessitando de cuidados especiais, o que demandava muito dela e de seus familiares.

Cynthia também estava desempregada, e isso a deixava bastante angustiada e ansiosa.

Começou a participar dos encontros. A cada dia se sentia mais envolvida e participava com mais entusiasmo. Relata que o grupo acaba sendo um ponto de apoio. "Um dia da semana que eu ficava esperando para poder vir para cá, para poder trocar, para poder plantar."

A história de Cynthia com as plantas e a natureza não é de hoje. Ainda menina cresceu em sítios e fazendas, subindo em árvores, comendo fruta do pé, rodeada pelo verde. Gostava de brincar por aí e já tinha um interesse particular pelo barro. Esse interesse, mais tarde, iria se refletir em um lindo dom na modelagem com argila e em seu talento como artista plástica.

Sua mãe e sua avó têm papel fundamental em seu gosto pela natureza e pelas artes. Sua mãe sempre a ensinou sobre as plantas, seu cultivo e importância. O primeiro contato com as plantas medicinais foi ainda criança, em companhia da avó. Ela fazia chás e outros preparados que eram utilizados por todos da família em seu autocuidado. Algumas preparações ainda estão frescas na cabeça de Cynthia, e ela as compartilha conosco: xarope para tosse que continha vinho, ameixa, agrião e mel; chá de limão com alho antes de dormir para baixar a febre; boldo macerado para enjoo. Ela compartilha conosco a relação especial que sua mãe tinha com as flores e como essa relação a influencia hoje em dia, o que a fez se aproximar ainda mais do natural. "Cimento, piso, fechado, caixa, mas a natureza, ela acalma."

Cynthia ama plantar. Adora se envolver no cultivo das plantas quando vai ao grupo. Algumas vezes precisa se controlar para não fazer tudo, como ela mesma ressalta: "As outras pessoas também precisam participar. Eu acho que a terra também cura, né?"

A dinâmica de Atenção Plena é uma etapa fundamental para Cynthia, que tem ajudado em seu processo de autoconhecimento e progressão para melhora da qualidade de vida. Ela afirma que a meditação tem modificado sua relação com os alimentos, diminuído sua ansiedade e possibilitado que se concentre mais em determinados assuntos que antes não conseguia. "Eu tenho conseguido focar e tentar tirar as partes, assim, negativas da vida, dos pensamentos. E aí tenho feito assim, quando vem um pensamento até negativo ou uma coisa de raiva eu falo: Obrigada, pensamento. Tchau pensamento."

Uma palavra que resume a fase atual da vida de Cynthia é cura. Cura física, psicológica e espiritual. Depois que passou a participar do grupo, fez novos amigos, retomou seu interesse pela arte e nos presenteia no grupo com belos trabalhos, desenhos e pinturas. Tornou-se menos ansiosa e agora tem buscado a "cura", palavra essa de grande significado interno para Cynthia. "Para mim, foi, assim, um dos meus processos de cura."

A cura que Cynthia busca é como uma rosa, uma flor que desabrocha dentro dela. É o olhar de sua mãe florescendo aqui na Terra.

Américo

Loise Faber

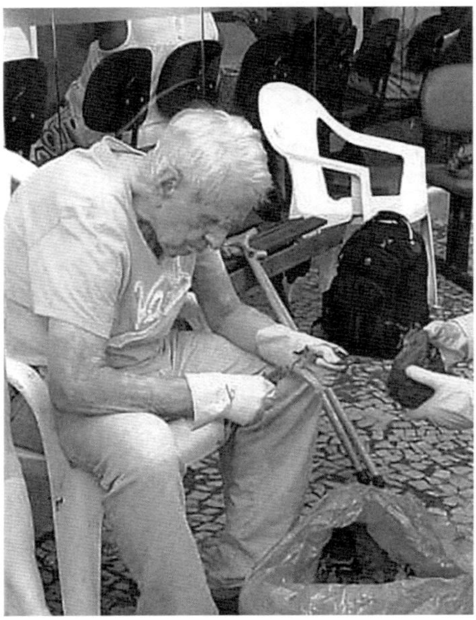

Américo participando ativamente do grupo ao picar as folhas.

Américo é o português mais brasileiro que sua filha, Cynthia, já conheceu. Nasceu em Viseu, a segunda maior cidade da região do centro de Portugal depois de Coimbra. Sua infância foi marcada por partidas de futebol, esporte que adorava praticar, e também pela educação rígida de seus pais.

Seu pai era militar, transpondo as características de sua profissão para o âmbito familiar ao se mostrar inflexível nas suas opiniões e ao impor respeito aos filhos de forma severa. Américo chegou a sofrer maus-tratos, como conta uma de suas filhas "se ele chegasse atrasado para o almoço, era trancado no porão de casa".

Aos 18 anos de idade, devido à dificuldade em encontrar emprego no mercado de trabalho português e lutando contra o medo de se arriscar, tomou a decisão de partir de sua terra natal em busca de oportunidades no Brasil.

Américo era um jovem culto, inteligente, com facilidade de aprendizado: aprendeu alemão em quatro meses, falava inglês e entendia francês. Tinha a personalidade humilde e honesta, porém, sofria de um complexo de inferioridade possivelmente causado pelos maus-tratos na infância em Portugal. Esse fato acabou influenciando-o na vida adulta, e se tornou uma pessoa que não expressava grandes ambições nem se dava conta da capacidade intelectual a seu favor.

Em 1959 conheceu sua mulher através de amigos em comum e, por vários meses, a procurou, insistindo em namorar, "mas ela não gostava do sotaque português", segundo Míriam. Na verdade, ela nem pensava em namorar, mas após muito relutar, acabou se envolvendo. Casaram-se após um ano.

Certo dia, ele encontrou em um anúncio uma vaga para trabalhar na Sudantex, uma antiga multinacional de produtos têxteis, com fábrica na Gávea. Começou a trabalhar na empresa e mudou-se do Méier para a Zona Sul.

Ele gostava muito de caminhar e fazer trilhas, sendo uma válvula de escape para o estresse diário. O casal teve três filhas que foram educadas com todo amor: Lilian, Míriam e Cynthia.

Em um dia aparentemente convencional da sua rotina de trabalho, começou a apresentar subitamente dores intensas e constantes na cabeça. Ao realizar exames, Américo foi diagnosticado com um tumor no cérebro. Por conta da doença, precisou interromper suas atividades laborais para se dedicar ao tratamento.

Em 1981, fez uma neurocirurgia, com chances pequenas de ser bem-sucedida. Durante o procedimento, perceberam não se tratar de um tumor, mas de hidrocefalia. Foi necessária a implantação de válvulas para normalizar o quadro.

A cirurgia foi um sucesso, porém, os problemas de saúde no âmbito familiar não pararam por aí. Sua esposa sofreu uma fratura na coluna por queda e permaneceu na cadeira de rodas. Ela começou a sofrer de depressão, em parte devido à mobilidade limitada, e acabou apresentando complicações, vindo a falecer em 2016.

Américo apresentava bom estado cognitivo após a neurocirurgia, até que, em 2004, já idoso, apresentou alucinações visuais e agitação. Foi acompanhado até o ano de 2016 no Instituto Philippe Pinel, com diagnóstico de demência vascular. Posteriormente, foi encaminhado para a clínica da família. Suas filhas procuraram cirurgias espirituais e referem resultados de melhora na cognição.

Ao levar seu pai em uma das consultas na clínica da família foram convidadas para o grupo Semear, sendo informadas sobre os possíveis benefícios na melhora da cognição ao estimular Américo através de atividades em grupo.

No início, Américo não interagia verbalmente com os outros participantes, permanecendo imóvel, sem modular sua expressão facial. No decorrer dos encontros foi mostrando indícios de melhora cognitiva.

Em um dos encontros interagiu espontaneamente com gestos durante a dança circular que ocorre no final do grupo, em outra ocasião, ajudou a picar as folhas para manejo da horta. Após meses de investimento da família e dos participantes do grupo em interagir com Américo, ele cantou e relembrou as marchinhas de Carnaval. Além disso, respondeu a perguntas como, por exemplo, o nome de sua cidade natal e a idade com que chegou ao Brasil. Para nossa surpresa, ele se mostrava atento às falas direcionadas a ele.

Sua médica de família notou melhora significativa da cognição, do estado geral, da postura e da interação com os outros participantes. Américo surpreendeu a todos ao seu redor com momentos de lucidez em um quadro de demência que tudo indicava estar avançada. Ele é a prova viva de que a interação afetiva traz benefícios para a saúde mental, mesmo quando parece não haver esperança.

O oceano

Joana Moscoso e Mayra Machado

"Dizem que antes de um rio entrar no mar, ele treme de medo. Olha para trás, para toda a jornada que percorreu, para os cumes, as montanhas, para o longo caminho sinuoso que trilhou através de florestas e povoados, e vê à sua frente um oceano tão vasto, que entrar nele nada mais é do que desaparecer para sempre. Mas não há outra maneira. O rio não pode voltar. Nem você pode voltar. Voltar é impossível na existência. Você só pode ir em frente. O rio precisa de se arriscar e entrar no oceano. E somente quando ele entrar no oceano é que o medo desaparece, porque apenas então o rio saberá que não se trata de desaparecer no oceano, mas de tornar-se oceano."

Osho

O rio treme de medo por que quando se vê imerso no Oceano tem a ilusão de que perderá sua identidade. Mas não se dá conta de que, como uma estrutura fractal, ele já é o próprio Infinito.

Da mesma maneira, as pessoas têm medo de mergulhar em novas águas e de encontrar novos elementos. Mas não percebem que ali na frente delas estão outras pessoas com os mesmos medos. Estar consciente de que se tem medo de estar só, de ser diferente e de não ser aceito, é o primeiro passo para transformar algo tão pequeno quanto uma gota no infinito do Oceano.

O encontro de Seu Antônio, Nilza, Joni, Paula, seu Américo e sua família com mais de cem outras pessoas ao longo de um ano constituiu o que hoje é o Grupo Semear, um vasto Oceano. Integrar-se ao Oceano é a potência terapêutica desse grupo. Estamos todos conectados, interligados e sentindo as mesmas coisas. Somos todos Um.

Ao se apropriar da construção desse espaço terapêutico, os participantes usam da habilidade de olhar para si mesmos, acolher e transformar seus próprios medos em uma consciência de que são protagonistas de suas histórias e sujeitos de seu tempo. Assim, fazem de sua vida uma nova versão de si mesmos e permitem-se, a cada vez, surpreender-se com novas formas de ler e escrever sua própria história.

Essa permissão tem desdobramentos muito ricos em termos de construção de grupalidade. Forma-se uma confiança mútua que traz espontaneamente a responsabilidade de cada participante pela manutenção do horto. Assim como surge um espírito de cooperação, por exemplo, quando Cynthia e Míriam proporcionaram essa experiência a seu pai e receberam do grupo o incentivo de abrir um negócio familiar. Atravessaram as águas sombrias do luto e puderam a vir ao grupo com roupas mais claras e muitas cores no olhar.

Durante formação da grupalidade do Semear, seus integrantes se despiram de seus Eus, ao lembrar de tantos outros que há milênios plantam e colhem seus próprios remédios, tantos antepassados seus com tantos medos e superações semelhantes às suas. Esses ancestrais são os responsáveis pela transmissão de nossa Cultura e a eles honramos a consciência que ganhamos ao compreender os ciclos da vida.

A cultura pode ser comparada às interações entre cada gota deste Oceano, que por vezes se liquefazem como a água, se expandem como o vapor e se contraem como o gelo, mas não deixam de ser o elemento água. Ao aceitar quem somos e a natureza cíclica de nossa experiência humana, somos capazes de aceitar e amar o outro e a nós mesmos.

Essa aceitação proporciona um desejo de expandir a interação com o próprio posto de saúde, com a comunidade e os recursos que ela dispõe. Exemplo disso foi convidar outro grupo que o educador físico do CMS desenvolve com os idosos da unidade para semear e germinar plantas que depois foram integradas ao horto. Como consequência dessa expansão, alguns dos participantes se incorporaram ao Semear.

Expandir é explorar novos horizontes, não ter medo do não e acreditar na força que a confluência das águas tem. O grupo sonhou alto e buscou suporte da curadora da coleção viva de plantas medicinais do Instituto Jardim Botânico. Yara Brito não só nos presenteou com seu conhecimento, como também acreditou no projeto e o acolheu, propondo uma atividade mensal no seu espaço. Essa atividade empoderou e trouxe ânimo a todos os envolvidos.

Com a ideia inicial de um caderno de receitas, novamente o grupo enxergou que poderia dar um salto ainda maior e escrever um livro. Esse salto, como que impulsionado por um trampolim, nos levou até Isabel Valle. Somos muito gratas. Ela nos ensinou que, quando se quer saltar, o céu é o limite, e essa segurança de que seria possível nos levou à rede de benfeitores que realizaram esse sonho conosco. Salve o financiamento coletivo! Foi emocionante do início ao fim.

O afeto, que tanto une quanto cura, é o grande protagonista deste grupo. E é aquele que catalisa todas as transformações interiores e exteriores. O Grupo Semear transformou canteiros esquecidos em uma linda farmácia viva. Quem procura a clínica da família hoje e olha através de suas paredes de vidro, surpreende-se com pessoas pegando em enxada e botando a mão na terra. Pensa que estamos cultivando um horto medicinal e nem imagina que estamos colhendo afeto.

Segunda Parte

Diálogos com o saber científico

A busca da Felicidade e a Meditação

Joana Moscoso

Observa-se que, a despeito dos avanços tecnológicos na descoberta de átomos, moléculas e DNA, a ciência ocidental moderna até hoje não compreende como a mente se traduz em termos de átomos. Se reunirmos as teorias que pretendem explicar tudo, faltará, ainda assim, aquilo que faz a distinção entre cada indivíduo, entre eu e você. Resta a pergunta: o que é, afinal, que falta? Alguma coisa "não-presente" existe na forma dos pensamentos, dos significados das palavras e dos significantes que a ela atribuímos. Se muitas pessoas forem instigadas a pensar em uma cadeira, por exemplo, certamente a cadeira criada na mente de cada uma será completamente diferente da outra. Essa individualidade das representações é ainda um mistério para a ciência.

É necessário que se reconheçam os avanços científicos a partir do entendimento dos processos evolutivos darwinianos, somados aos *insights* dos sistemas dinâmicos complexos, que assumem implicitamente que toda a causalidade dos fenômenos deverá ser representada por algum substrato material ou diferença energética. No entanto, como consequência desse pressuposto, o seu poder de explicar as representações e experiências da mente ficam na simples conta mecânica. Ao se excluir aquilo "não-presente" de qualquer papel legitimado nas teorias de como o mundo funciona negou-se implicitamente a natureza de nossa própria existência.

É de se esperar que o conhecimento científico seja visto por muitos como inimigo dos valores humanos, como prenúncio do niilismo. Por isso, ocorre atualmente uma grande expansão em pesquisas científicas acerca da investigação da possibilidade de algo não imediatamente presente ser fonte importante de influência nos seres vivos, e em seu funcionamento.[1] Assim como a sociedade demonstra interesse crescente por outras racionalidades que abordem de forma integrada o corpo a mente e o espírito.

Nesse momento da história, a ciência ocidental vai ao encontro do que a ciência oriental já investigava há milhares de anos. Podemos observar o conhecimento presente nos Vedas, o conjunto de escritos de origem mítica que atravessou o tempo preservado pela cultura da Índia e é considerado o mais antigo repositório de conhecimento da humanidade (3000 a.C). A literatura védica, apesar de não oferecer uma teoria sistematizada sobre o que é a mente, menciona muitos aspectos importantes que se transformarão posteriormente na base do que pode ser considerado uma psicologia mais organizada, que surge na forma dos *Darsanas*, as correntes filosóficas indianas.

Na realidade, psicologia e filosofia são inseparáveis na sabedoria ancestral indiana, e, portanto, a teoria sobre a mente se encontra entremeada nas seis escolas filosóficas da Índia. Para o Vedanta, uma dessas escolas filosóficas, a nossa Natureza é a própria Felicidade.[2] Todo o sofrimento do Ser Humano está relacionado ao fato de transformarmos o que é Infinito e Ilimitado em limitado. Ou seja, ao limitarmos nossa própria existência ao nosso corpo, órgãos sensoriais e mente, transformamos o Ilimitado em limitado, e isso é a causa de todo sofrimento.

O corpo humano é estruturado para funcionar por si mesmo. Você não tem que fazer seu coração bater; você não deve fazer seu fígado realizar as reações químicas complexas que realiza; você não precisa respirar conscientemente para que os pulmões troquem gás carbônico por oxigênio. Tudo que é necessário para que seu corpo físico funcione de maneira adequada está acontecendo por si mesmo. A vida está funcionando naturalmente.

Em cada criatura viva, em cada animal, em cada planta, em cada semente, a fonte de vida faz com que os organismos funcionem de forma perfeita. Acontece que no ser humano ela funciona com um pouco mais de consciência. É essa consciência de si mesmo que o torna um ser diferenciado. Mas é também ela que cria um complexo. Naturalmente, uma vez que se está consciente de si mesmo, não se consegue escapar de fazer julgamentos sobre si mesmo.

Quando dirigimos nossa atenção para nosso interior, passamos a observar nossos próprios pensamentos. Então começam os questionamentos: Se digo que esse corpo é meu, como posso ser o corpo? Quem está observando esse corpo e o atribuindo como seu? A mente, onde os pensamentos são identificados, pode ser chamada de eu? Temos um ego que é o conjunto de características que construímos sobre a gente, mas esse ego está em constante mudança. E, assim como os pensamentos, está submetido ao tempo, espaço e causalidade. Haverá algo que exista para além do tempo, espaço e causalidade no nosso ser interior?

Todos esses questionamentos apontam para um problema que é tipicamente humano. Existem dois tipos de problemas: o primeiro, compartilhamos com todas as espécies vivas, e é a luta pela sobrevivência. Uma planta busca a luz com seus galhos para fugir de uma sombra, um animal procura um abrigo para sobreviver. De forma semelhante, a espécie humana quer sobreviver. Todos os seres vivos buscam alimento e proteção, e assim conseguem propagar a espécie. Depois que isso é feito, o que acontece? Depois de termos dado ao ser humano abrigo e comida ele vai perguntar: "E agora, o que vai acontecer?" Esse é o segundo tipo de problema.

Essa segunda qualidade de problema não acontece em outras espécies animais. Da perspectiva animal, a vida é plena se forem capaz de sobreviver e propagar. Eles vivem segundo as expectativas da Natureza, segundo uma programação inata, e estão completos assim. Mas quando se trata de nós seres humanos há um algo a mais que nos torna diferentes de todos os seres humanos. E esse algo a mais é nossa consciência.

A mente humana não apenas está consciente de suas urgências para sobrevivência, e do mundo de coisas necessárias para satisfazer essas urgências, mas também está consciente sobre si mesmo como um agente independente de suas ações. Aquele que faz algo é sempre uma pessoa independente. A ação inicia a partir dele porque ele é consciente de si mesmo. Sendo independente, ele tem a liberdade de realizar a ação, ou não a realizar, ou ainda a realizar de forma diferente.

Suponha que um homem sinta vontade de chutar. Ele levanta a perna direita e está prestes a chutar outra pessoa. Então, inesperadamente, ele percebe o tamanho da outra pessoa e disfarçadamente desiste. Sua razão prevaleceu sobre seu instinto, sobre seu impulso, e ele desistiu da mesma ação que queria realizar. Essa capacidade faz dele um ser com consciência de si mesmo, que é capaz de escolher suas ações e seus significados. Ele tem a liberdade de escolher se chutará, não chutará ou se irá postergar o chute para um momento mais apropriado. Essa liberdade o torna um ser consciente de si mesmo enquanto agente das ações, que exerce a liberdade de escolher.

Acontece que essa liberdade de escolher e de pensar tem consequências. Uma vez que alguém se aprofunda em questões existenciais como "quem sou eu?", "quem é o verdadeiro agente de minhas ações?", o que ocorre é que surge um julgamento, que virá acompanhado de uma conclusão. Ninguém pergunta antes de ter uma conclusão. É da natureza do intelecto chegar a conclusões. Quando olho para mim mesma, descubro um senso de incompletude, descubro muitas limitações. Vendo eu mesma como um ser incompleto, percebo pouco a pouco tudo o que falta, e os desejos surgem. Não posso me bastar e, portanto, desejo ser uma pessoa diferente do que sou, para que possa ser aceitável para mim mesma.

Não posso descansar contente quando me percebo com desejos, e tomo consciência de que aquilo que é desejado está longe de mim, é algo do qual eu me sinto separada. Ninguém gosta de divisão. Qualquer divisão aponta para uma falta e é a causa de conflitos psicológicos. Eu desejo e percebo a possibilidade de não ter o que quero e,portanto, sinto medo. E sempre haverá novos desejos que nos apontam o quanto os objetos de desejo estão longe, separados de nós e teremos, como consequência, muitos medos consecutivamente. Esse é o motivo pelo qual a vida de uma pessoa cheia de buscas é uma vida de conflitos e sofrimento.

Todos os seres neste mundo estão, sem exceção, no fundo de todas as suas buscas, buscando, na realidade, a felicidade. Assim como todas as criaturas tentam evitar os sofrimentos. A busca por conhecer-se a si mesmo tem esse mesmo objetivo, a felicidade. Queremos ser felizes não apenas agora ou daqui a pouco, e sim o tempo todo e em todos os lugares. A partir desse desejo primordial nos questionamos então: mas o que é a felicidade afinal?

Não existe nenhum objeto que seja chamado de felicidade. Também não podemos dizer que a felicidade é um adjetivo, já que os adjetivos servem para atribuir qualidades a objetos e não é possível dizer que um determinado objeto seja feliz. A felicidade também não é um tempo particular ou lugar específico. Mas se a felicidade não é nenhum objeto, não é um adjetivo, não é um lugar nem um tempo específico, o que o faz feliz quando está feliz? Você pode pensar que a felicidade está dentro de nós.

O que significa dentro? É o fígado, o coração ou o rim? Órgãos não podem sentir felicidade. Então deve ser a mente! Isso significa que não existe mente quando há tristeza? Na realidade, a tristeza requer muitos pensamentos. Portanto, não se pode dizer que a mente o faz feliz. Existe ainda a opção de a felicidade residir entre a satisfação de um desejo e o surgimento de outro.

Mas isso também não está correto, porque mais à frente você pode satisfazer um desejo que antigo e descobrir que não está feliz. Ou ainda descobrir que é feliz sem que haja satisfação de desejo algum. Você escuta uma piada e ri. A situação em sua casa ou trabalho não mudou e, apesar disso, você é ocasionalmente feliz. Isso nos leva a pensar que você é a própria felicidade. Em qualquer momento que esteja feliz, agora ou depois, é essa felicidade, que é sua própria Natureza, que você encontra, mesmo que você atribua essa felicidade a outra coisa.

Quando um cachorro morde um osso e corta sua boca, ele sente o gosto do próprio sangue e atribui isso ao osso que o parece, então, suculento. Ele pensa: "Antes de eu morder o osso não havia sabor de sangue. Agora que mordi estou sentindo, então só pode ser um osso suculento." Da mesma forma, você ouve uma música, se sente feliz e atribui sua felicidade à música. Antes de ouvi-la você não estava feliz, agora que está ouvindo se sente feliz. Então a música é a fonte de sua felicidade. Essa é sua lógica. No entanto, a música clássica que você ouve é fonte de infelicidade para seu filho que prefere música contemporânea. Ou seja, a mesma música é fonte de felicidade e infelicidade para você e para seu filho. Portanto, você não a pode indicar como causa de felicidade.

A felicidade que você experimenta é você por si só, e é por isso que você ama ser feliz não apenas agora ou daqui a pouco, e sim o tempo todo e em todos os lugares. Você é a felicidade, e essa é uma palavra que pode ser experimentada apenas.

Quando um pôr do sol captura sua atenção, alguma coisa linda, uma frase interessante, uma cor, um sorriso inocente de uma criança, naquele momento seus desejos desaparecem e você vai ao encontro de si mesmo. Em um estado de graça você suspende suas memórias e, naquele momento, seus desejos se vão. Seu eu verdadeiro se revela nesses momentos.

Quando vê a boca sem dentes de uma criança se abrir em um sorriso, existe uma pessoa que vê e outra que é vista. Eu vejo a criança rindo sem motivo aparente, deitada no chão olhando para o teto. Ela continua rindo, e quando eu olho para aquela criança, eu também começo a rir sem motivo. Apenas um sorriso inocente. Eu mesma me transformo em uma criança rindo de uma criança, porque a criança não precisa de piadas para rir. A criança não ri por um grande acontecimento. Mesmo sem saber o motivo pelo qual essa criança está deitada de costas, olhando para o teto e rindo, eu, que tenho muitos sofrimentos no peito, olho para essa criança e de repente todo sofrimento desaparece e me pego rindo junto com a criança. Que alívio!

Por que sentimos esse alívio, em situações como essas, ou em outras situações como olhar o céu estrelado, ou ouvir uma música agradável? Porque existe harmonia. Não há divisão. A dualidade observador-objeto continua, mas não há a divisão entre quem deseja e o que é desejado.

Na realidade, esses momentos de completude, de não divisão, são raros na vida moderna. Especialmente porque estamos realizando atos desesperados na busca de ser feliz, desejando muitas coisas no mundo exterior, em vez de realizarmos que a Felicidade é nossa própria Natureza.

Muitos são os que procuram ajuda profissional em todo o mundo por queixas relacionadas à saúde mental. Sabe-se, a partir do índice DALY (Disability-Adjusted Life Years), que os transtornos mentais e de uso de substâncias ocupam o terceiro lugar nas principais causas de incapacidade mundial total, representando 23% de anos vividos com incapacidade – mais do que doenças cardiovasculares ou câncer.[3] Quase três quartos desse fardo ocorrem em países de baixa e média renda. Nesses países, cerca de quatro de cada cinco pessoas que necessitam de serviços para tratamento desses transtornos não os recebem.[4]

A Organização Mundial de Saúde (OMS) e pesquisadores do Movement for Global Mental Health (MGMH) lançaram em 2007 uma edição especial do *The Lancet*, jornal de grande impacto científico, sobre a saúde mental e nele recomendam que os sistemas de saúde ofereçam serviços de base comunitária.[5] Ou seja, reconhecendo a importância de oferecer cuidados em saúde mental nas clínicas da ESF.

Cabe a nós, profissionais da ESF, tanto médicos de família e comunidade, quanto profissionais de saúde mental – psiquiatras, psicólogos, assistentes sociais, terapeutas ocupacionais – pensarmos em formas eficazes de enfrentar esse desafio e aproveitar a oportunidade que se encontra em uma unidade de Atenção Primária.

É nesse nível da atenção à saúde que se consegue detectar o sofrimento psíquico e emocional antes que o transtorno mental esteja instalado. Além disso, a Atenção Primária tem como princípio norteador a assistência integral, ou seja, a valorização da unidade corpo-mente-espírito de um indivíduo inserido em seu contexto social. Esse princípio é fundamental para o tratamento dos transtornos psicossomáticos, que são doenças com apresentação física mas causa psicológica, e das doenças crônicas, como o diabetes, a hipertensão, a obesidade.

É necessária certa dose de inventividade para utilizar proveitosamente essa janela de oportunidade. Uma iniciativa que vise a promoção de saúde mental precisa ser sedutora, assim como precisa dialogar com o desejo mais profundo das pessoas, para conseguir atrair os usuários dos serviços de saúde e estimular a busca pelo autocuidado. Uma vez que as unidades de saúde, apesar de terem esse nome tecnicamente, na prática, culturalmente e historicamente, são procuradas pela população apenas para o alívio de suas doenças, e não para prevenção ou promoção de saúde.

Toda mudança de cultura ocorre gradualmente e é bem-sucedida na medida em que se prova válida ao longo do tempo. Os conhecimentos de autocuidado trazidos pela tradição védica, tanto através do Vedanta, enquanto escola filosófica, mas também através do Ayurveda, enquanto medicina tradicional da Índia, traduzem da melhor forma um conhecimento prático que conseguiu perdurar e sobreviver ao longo dos milênios, sendo transmitido de gerações para gerações sucessivamente até os dias de hoje.

Ayurveda, de acordo com sua definição etimológica, é a ciência, ou o conhecimento (Veda) da Vida (Ayu), e tem sua origem nos textos védicos de 3000 a.C. Até os dias de hoje é ensinada na Índia e em diversos países do mundo. Um dos principais autores do Ayurveda, Charaka, define em seu tratado Charaka Samhita: "Saúde e doença também são definidos como felicidade e dor, respectivamente".[6]

Em outro volume do mesmo tratado, Charaka busca esclarecer a constituição do corpo e afirma: "A felicidade e o sofrimento produzem o desejo na forma de preferências ou aversões. Então, o desejo é responsável pela felicidade e pelo sofrimento. A mente e o corpo, juntamente com os órgãos sensoriais, são os sítios de manifestação da felicidade e do sofrimento."[7]

Já no segundo capítulo do mesmo volume, o autor elabora perguntas sobre as doenças: "Qual é a causa da felicidade? Qual a causa do sofrimento? Como pode ser prevenida a recorrência de doenças psicossomáticas após sua manifestação?". A seguir, ele responde a essas perguntas da seguinte maneira: "As ações corretas são responsáveis pela felicidade e as ações incorretas pelo sofrimento. O corpo e a mente são o sítios das doenças. Quando há uma interrupção na continuidade do corpo e da mente, então as doenças param de recorrer. A continuidade da mente e do corpo é interrompida apenas quando o indivíduo possui a excelência do poder da meditação, da memória e do intelecto."[8]

Sendo assim, a busca de uma metodologia atrativa e poderosa para responder às causas dos sofrimentos emocionais necessariamente precisaria oferecer à população uma forma de olharem para si mesmos, desenvolvendo a atitude meditativa. Foi definido então que o início do grupo, a cada encontro semanal, seria sempre com 15 minutos de meditação seguidos de uma reflexão sobre a experiência.

Escolheu-se para isso a técnica de meditação chamada *Mindfulness*, ou Atenção Plena. Um dos pais do uso clínico de *Mindfulness*, Jon Kabat-Zinn, definiu: "*mindfulness* é a simplicidade em si mesma". Trata-se, portanto, de parar e estar presente. E isso é tudo![9] Para Baer, é a capacidade de estar atento ao que acontece no momento presente com aceitação e abertura.[10]

Existem muitas vertentes que ensinam como meditar. Certamente todos os caminhos seriam proveitosos, mas *Mindfulness* foi eleito por estarmos em um forte contexto cultural de tradições religiosas que não aceitam facilmente outras perspectivas espirituais, e *Mindfulness* propõe técnicas simples e facilmente acessíveis a pessoas de todas as culturas e religiões.

Além de ser amplamente aceita no ambiente científico, com um crescente número de publicações a seu respeito. Até 1995, havia menos de 11 publicações ao longo de um ano sobre este tema. De 1995 a 2000, havia entre 11 e 20 publicações, e esse número aumentou exponencialmente passando de 20 para 77 em 2005 e de 77 para 229 em 2009.[11]

A excelente revisão de Hölzel B.K., em 2011, destaca cinco principais mecanismos para entender como a prática de *mindfulness* afeta a saúde: atenção, regulação emocional-valorização, regulação emocional-exposição, consciência corporal e mudanças na perspectiva de si mesmo.[12]

- Mudanças atencionais:

Pesquisas mostram que existem melhorias na capacidade de manter o foco em um objeto em longos períodos de tempo, e meditadores mostraram melhores respostas às tarefas cognitivas de atenção.[13]

- Mudanças cognitivas:

O autor propõe que a prática da Atenção Plena não é propriamente mudar o conteúdo do pensamento, mas alterar o modo como você pensa.[14] Ao modificar a capacidade de observar e raciocinar sobre os pensamentos enquanto eles ocorrem, produzimos uma distância da própria experiência. Essas habilidades, desenvolvidas pelas técnicas de *Mindfulness* são chamadas, respectivamente, metacognição e descentramento.

Um conceito semelhante de metacognição é a reatividade cognitiva. Esse conceito refere-se ao grau em que os estados emocionais de sofrimento agudos e pontuais ativam padrões de pensamentos depressivos, desvios atencionais, desvios de interpretação ou sintomas depressivos leves.

Mostrou-se que a reatividade cognitiva é reduzida após a prática da Atenção Plena,[15] uma vez que se distanciar da experiência dolorosa e observar os pensamentos negativos permite que esses estados emocionais passem, em vez de se manterem retroalimentando os sintomas.

• Mudanças emocionais:

Os resultados das técnicas baseadas em *Mindfulness* indicam uma melhoria na capacidade de revalorizar ou dar um novo sentido ao sofrimento, e essas mudanças estão diretamente relacionadas aos níveis de estresse.[16]

Uma resposta natural que ocorre diante da exposição a estímulos que provoquem medo é fugir. No entanto, em transtornos ansiosos essa resposta fisiológica está geralmente superestimada. Praticadas ao longo do tempo, as técnicas de *Mindfulness* são capazes de prevenir e até extinguir a resposta de fuga tradicional, o que permite ao praticante desenvolver uma maior capacidade de regular as suas emoções.

• Consciência corporal:

O corpo é um elemento fundamental no ensino da Atenção Plena, pois quando o terapeuta nos convida a perceber as sensações provenientes de cada parte de nosso corpo, tomamos consciência dos pensamentos e emoções difíceis que estão presentes e nem nos damos conta.

Mesmo incorporando toda a linguagem científica e se apropriando de termos neuropsicológicos modernos, vale ressaltar que *Mindfulness* é a tradução da palavra *Sati* na língua pali: um dos idiomas em que foi escrito os manuscritos de Buda há 2.500 anos. O conceito *Sati* aparece sistematizado no sermão de Buda chamado *Satipathana Sutt*, ou, *Os quatro fundamentos da atenção*. Para o budismo, *Sati* é um conceito de múltiplas facetas, que incluem não só um controle atencional, mas também toda uma série de fatores cognitivos e éticos. O autêntico objetivo do budismo é gerar maior compreensão da natureza do sofrimento, sua causa, sua cessação e a forma de alcançar essa cessação.[17]

A técnica meditativa escolhida para abrir os nossos encontros cumpre o objetivo de auxiliar as pessoas a saírem da ignorância da verdadeira natureza de seu sofrimento, uma vez que, mesmo ensinada sem os conceitos da tradição religiosa budista, tendo sido extraída desta, guarda consigo a vivência experiencial e seus resultados práticos estão em sintonia com o propósito pelo qual foi inicialmente desenvolvida.

Para o budismo, a raiz do sofrimento *Dukha* também surge na mente, e é aí que deve ser atacada. Apresenta com esse propósito os oito nobres caminhos – práticas e atitudes que os discípulos devem seguir para alívio dos sofrimentos. Destaca-se a meditação como meio para os três últimos caminhos.

1. Reta visão ou reto entendimento
2. Reto pensamento

} A Sabedoria

3. Reta palavra
4. Reta ação
5. Reto modo de subsistência

} A Virtude

6. Reto esforço
7. Reta atenção
8. Reta concentração

} A Meditação

Os dois primeiros caminhos, o reto entendimento e o reto pensamento, se assemelham aos ensinamentos contidos nos Vedas. O sofrimento deve ser combatido através do esclarecimento da nossa verdadeira Natureza. A experiência com o grupo mostrou que é possível iluminar a visão obscurecida pela excessiva identificação com o corpo, com os desejos e com as emoções.

Assim, a prática de *Mindfulness* e, sobretudo, a reflexão que segue a técnica meditativa guiada, consegue respeitar todas as crenças religiosas e aprofundar o autoconhecimento, uma vez que olhar para dentro de si mesmo nos coloca inevitavelmente em contato com esse saber milenar: somos a Felicidade.

Referências

1. Terrance, W. Deacon, (2011). Incomplete Nature: How Mind Emerged from Matter. New York: W.W. Norton, 602.
2. Swami Dayananda, (1986). Talks on "Who am I". Rishikesh: *Sri Gangadhareswar Trust*, 249, 201.
3. Whiteford, H. A., Degenhardt, L., Rehm, J., Baxter, A. J., Ferrari, A. J., Erskine, H. E.,... & Burstein, R. (2013). Global burden of disease attributable to mental and substance use disorders: findings from the Global Burden of Disease Study 2010. *The Lancet*, *382*(9904), 1575-1586.
4. Thornicroft, G., Tansella, M. (2008). Quais são os argumentos a favor da atenção comunitária à saúde mental? *Pesqui Prát Psicossociais*; 3(1): 9-25.
5. Lancet Global Mental Health Group, Chisholm D., Flisher A.J., Lund C., Patel V., Saxena S., et al. (2007). Scale up services for mental disorders: a call for action. *Lancet*. 370(9594): 1241-52.
6. Caraka Samhita, tradução de P.V. Sharma. (2008). Varanasi: Chaukhambha Orientalia. Sütrasthana 10/4
7. Caraka Samhita, tradução de P.V. Sharma. (2008). Varanasi: Chaukhambha Orientalia. Sarirasthana, 1/135-136
8. Caraka Samhita, tradução de P.V. Sharma (2008). Varanasi: Chaukhambha Orientalia. Sarirasthana, 2/39-42

9. Kabat-Zinn (2005): Full catastrophe living: Using the wisdom of your body and mind to face stress, pain, and illness, Nova York, NY, USA, Delta Trade Paperback/Bantam Dell.
10. Baer, R.A., Lykins, E., Button, D. Krietemayer, J., Sauer, S., ... Williams, J.M.G. (2008): Construct Validity of the Five Facet Mindfulness Questionnaire in Meditating and Nonmeditating Samples, *Assesment*, 15 (3), 329-342
11. Black, D.S. (2013): Mindfulness Research Guide. Acesso em outubro de 2013 de http://www.mindfulnessexperience.org.
12. Hözel, B.K., Lazar, S.W., Gard, T., Schuman-Oliver, Z., Vago, D.R. e Ott, U. (2011): How does Mindfulness meditation work? Proposing mechanisms of action from a conceptual and neurological perspective, *Perspectives on Psychological Science*, 6, 537-559
13. Jensen, C.G., Vangkilde, S., Frokjaer, V. e Hasselbalch, S.G. (2012): Mindfulness training affects attention – or is it attentions effort?, *Journal of Experimental Psychology. General*, 141(1), 106-123.
14. Teasdale, J.D. (1999): Metacognition, mindfulness and the modification of mood disorders, *Clinical Psychology & Psychoterapy*, 6(2), 146-155.
15. Raes, F., Dewulf, D., Van Herringen, C. e Williams, J.M.G. (2009): Mindfulness and reduced cognitive reactivity to sad mood: Evidence from a correlational study and a non-randomized waiting list controlled study, *Behaviour Research and Therapy*, 47(7), 623-627.
16. Garland, E.L., Gaylord, S.A. e Fredrickson, B.L. (2011): Positive Reappraisal Mediates the Stress-Reductive Effects of Mindfulness: An Upward Spiral Process, *Mindfulness*, 2(1), 59-67.
17. Bodhi, B. (2013): What does Mindfulness really mean?, en Marón. D.A., Rey, R.A., Martí, A.C., León, I.C., Demarzo, M. García-Campayo, J. Ribaudi, J.S. (2014): Mindfulness y Ciencia da la tradición a la modernidad. Alianza Editorial, S.A., Madrid, 3-40.

A construção compartilhada do conhecimento em cultura e saúde

Giseli Libânio e Adriana de Holanda

A noção do autocuidado remonta a tempos muito antigos. A simples configuração de que o ser humano é dotado da capacidade de se autocuidar, ou seja, estabelecer comportamentos e ações que tragam o seu próprio benefício, nos leva a pensar que essa não é uma característica recente.[1] Os homens se diferenciam de outros seres vivos pela capacidade que têm de pensar, agir reflexivamente, criar simbolismos e comunicar-se. Essas características tornam-no parte integrante da realidade individual e coletiva em que vive.

No cenário específico do autocuidado em saúde temos que, durante muitos anos, o cuidado era baseado em conhecimentos populares que eram transferidos oralmente de uma geração para outra, como forma de manutenção das memórias de cura, já que os registros iconográficos e escritos das antigas civilizações foram, em grande medida, destruídos nos séculos de expansão pré-capitalista e capitalista, especialmente no que se refere às plantas medicinais. O autocuidado fora ancestralmente organizado em grandes processos coletivos, num repositório de trocas coletivas em aldeias e tribos, organizações comunitárias complexas onde saúde, arte, economia, filosofia, mitologia, agricultura eram temas transversais na vida cotidiana. O que chamamos hoje de "autocuidado" foi armazenado pelos antepassados como conhecimento coletivo para o "bem viver e morrer". Os antigos não separavam o eu e o outro, por isso, ao cuidar de si, cuidavam da aldeia inteira.

No que se refere às plantas medicinais, a história e a memória dos conhecimentos das formas terapêuticas do cuidado de si e do outro são temas que envolvem uma profunda dinâmica, de um jogo entre sociedade e ciência, entre lembrar e esquecer.

> "A utilização das propriedades do ópio obtido da dormideira, 4 mil anos antes de se conhecer o processo de extratificação da morfina, é, sob este ponto de vista, bem significativo da perenidade desses conhecimentos, que, durante algum tempo, permaneceram empíricos e que, desde há alguns séculos, o progresso da ciência moderna tornou mais rigoroso."[7]

O uso das plantas medicinais como recurso de autocuidado entra nesse momento de individualização do capitalismo. Os processos pré-capitalistas, em sua grande maioria, eram feitos por partilhas coletivas de conhecimento e cuidado comunitário. A privatização do cuidado emerge na história social do Ocidente junto com a criação da categoria de indivíduo como centro do sistema capitalista, logo, o centro da dinâmica dos processos e políticas de saúde vão se direcionar para o "indivíduo-corpo".

Nossos antepassados utilizavam infusões, chás, emplastros, cremes etc., com o objetivo de se conseguir melhoria ou prevenção de um mal vigente.[2] Com o passar dos anos, seja por questões políticas do sistema capitalista, mudança na configuração dos padrões, questões econômicas, alterações ambientais, vivemos uma modificação dessa situação. O autocuidado passou a ser recurso alternativo, adquiriu um papel secundário e deixou de empoderar quem antes partilhava muitos conhecimentos. Passamos a viver um cenário extremamente medicalizante que detinha as definições de conduta adequada, o que acabou por verticalizar os tratamentos.

A verticalização do cuidado tem a nuance de apresentar o saber estruturado como único e exclusivo, quando, na verdade, o saber é e sempre foi compartilhado. Estabelecer práticas capazes de possibilitar o compartilhamento de experiências, a troca de ideias e o crescimento conjunto é papel de todos e, nesse sentido, na Atenção Primária à Saúde (APS) existem as Práticas Integrativas e Complementares (PICS).[3] Elas constituem recursos que auxiliam no autoconhecimento, estimulam o autocuidado e o cuidado com o próximo e propõem a troca de saberes e experiências. Algumas delas são: antroposofia, arteterapia, aromaterapia, auriculoterapia, ayurveda, biodança/dança circular, bioenergética, constelação familiar, cromoterapia, crenoterapia/termalismo, geoterapia, hipnoterapia, homeopatia, imposição de mãos, massagem, medicina tradicional chinesa/acupuntura, meditação, musicoterapia, naturopatia, osteopatia, plantas medicinais e fitoterapia, quiropraxia, reflexoterapia, reiki, shantala, terapia comunitária integrativa, terapia floral e ioga.

A utilização das plantas medicinais na APS contribui decisivamente para as transformações tão necessárias na saúde. A horticultura terapia, assim como todas as PICS, possibilita o cuidado integral, não médico-centrado. Dilui a responsabilidade e ajuda a aflorar os conhecimentos que estavam escondidos pelos muitos impeditivos.

O uso das plantas medicinais no cenário da atenção primária pode seguir diferentes caminhos. Um dos grandes expoentes é seu uso como promoção e prevenção de saúde física e mental. Os grupos com esse objetivo têm o papel de coadjuvantes no tratamento médico, ou seja, a prática deles e da terapia tradicional se somam e contribuem para um cuidado mais global e integral.[4] Durante o grupo ocorre a reconexão com o meio ambiente, médicos e não médicos usufruem de um momento dedicado a resgatar peças importantes na vida de cada um, atuam de forma a trocar saberes, compartilhar os conhecimentos dos participantes, seus pais, avós, bisavós. O grupo é miscigenado, engloba pessoas das mais variadas idades e com várias experiências de vida. Cada um em seu momento particular se une para, com a terapia, dividir.

A saúde física, dependente de aspectos inerentes do comportamento, é altamente beneficiada. O grupo possibilita a movimentação do corpo, o conhecimento sobre os próprios limites e o manejo da terra. A saúde mental, foco do grupo, tem grandes melhorias. A convivência com o diferente, a dinâmica do grupo, as rodas de conversa, a aproximação com situações semelhantes às vividas pelo participante, tudo isso corrobora para a melhoria da saúde mental.

A conexão com a natureza ali restabelecida auxilia o participante a restaurar aspectos importantes, como a imunidade, normalização de funções fisiológicas e bem-estar geral. Em um país tão rico em fauna e flora como o Brasil, é de se esperar que se usufrua das várias espécies disponíveis e nativas, e a horticultura terapia inserida no Sistema Único de Saúde (SUS) fortalece ainda mais essa oportunidade.

É interessante ressaltar uma peculiaridade do Brasil. As raízes da cultura popular tão bem arraigadas proporcionam um forte vínculo com o passado e com os conhecimentos tradicionais, já que a utilização das plantas medicinais ao longo dos anos foi se aperfeiçoando, crescendo e se difundindo. Apesar de aparentemente subutilizada ou utilizada de forma associada aos tratamentos alopáticos, a fitoterapia resiste e cresce atualmente. A consciência popular e a memória social das práticas de cura legitimam seu uso, o que torna possível a difusão dos conhecimentos em meios como os grupos de APS. Afinal, não existiria um cenário tão compatível como esse para tal discussão. A compatibilidade cultural e a facilidade no cultivo e obtenção dos seus produtos permite que o uso das plantas medicinais seja ainda mais promissor.

A horticultura terapia proporciona participação ativa e empodera os participantes, já que valoriza os saberes e práticas não médicas e abre espaço para diferentes formas de cuidado.[5]

O grupo se desenvolve utilizando a pedagogia da roda. Esse recurso é importante para o benefício a que ele se propõe, o de auxiliar na saúde física e mental. A roda de conversa é um espaço de partilha, de troca de conhecimentos, onde a própria configuração circular proporciona que os olhares se cruzem, se toquem e que as ideias circulem.[6] Esse espaço é livre para opiniões, a troca permite que, ao término desse momento, possa haver uma construção coletiva, na qual o conhecimento ultrapasse a barreira do eu e, dividido, vire nosso. As falas se completam e a dinâmica democrática facilita o relacionamento do grupo. Paulo Freire já afirmava que a roda funciona como "um dispositivo democrático, um meio onde as crianças e os adultos podem ir compreendendo as questões (...) e emitindo suas ideias, seus sentimentos e seus desejos."

Diante disso vemos que estão bem estabelecidos os benefícios da utilização das PICS na Atenção Primária em Saúde e que a difusão ampla dos conhecimentos, autocuidado, empoderamento e integralidade são os princípios buscados com sua utilização.

Nos termos da difusão do conhecimento acerca das PICS, o grupo Semear aponta para uma importante constituição as memórias das práticas terapêuticas em saúde e seus modos de transmissão. Na dinâmica estabelecida nos grupos, temos a pedagogia da roda, a formação dos círculos de troca de saberes de inspiração freiriana. Também como sugestão oriunda da experiência do projeto Semear, temos o conceito de zona de desenvolvimento proximal, que descreveremos a seguir.

Conforme Vygotsky retrata, a aprendizagem é um processo complexo que depende intrinsecamente da relação que o aluno tem com o professor. Quando o professor é capaz de estimular o vínculo positivo, através da afetividade e até mesmo das relações subjetivas que estabelece, a memória do aprendiz com relação ao assunto trabalhado fica muito mais sedimentada e torna possível a base para o crescimento futuro desse aluno.[7]

> "O cérebro do ser humano é dotado de uma capacidade conhecida como plasticidade, que é definida como a capacidade do cérebro de adaptar-se diante das influências ambientais durante o desenvolvimento infantil, ou na fase adulta, restabelecendo e restaurando funções desorganizadas por condições patológicas."[8]

Além disso, ele defende que o desenvolvimento do indivíduo é resultado do contexto histórico cultural em que está inserido.[9] As relações que o indivíduo tem com seus familiares, seus grupos de apoio, suas crenças; sua condição socioeconômica, o contexto político e diversas outras nuances contribuem para o desenvolvimento daquele ser.

Existe também um conceito importante que é definido por zona de desenvolvimento proximal. Essa é a área localizada entre outras duas: o desenvolvimento real (o que o indivíduo consegue fazer sozinho, o que ele já aprendeu) e o desenvolvimento potencial (o que ele precisa de auxílio para realizar). O mediador, que é quem terá o importante papel de auxiliar no processo de aprendizagem, deve atuar na área de desenvolvimento proximal, ou seja, ser o mediador na construção do conhecimento.[10]

Aplicando esses conceitos de aprendizagem na vida adulta é que se deu a construção do conhecimento durante a realização dos encontros do Grupo Semear.

Procurou-se estabelecer a relação de mediador. As médicas que conduzem o grupo tem o papel de mediadoras e atuam no desenvolvimento proximal. Utilizam os conhecimentos prévios de cada participante e estimulam a troca de saberes para que, juntos, todos construam seu próprio conhecimento, respeitando as diferentes formas de aprendizagem.

Ainda destaca-se que a sensação de pertencimento compartilhada por todos ali remete a uma atmosfera afetiva, com grande carinho e respeito entre os participantes, além do excelente vínculo com as mediadoras. Isso proporciona melhor fluidez aos encontros, sedimenta conhecimento e permite que a aprendizagem se torne sólida e permanente.

A linguagem utilizada nos encontros tem caráter afetivo, desperta emoções positivas nos participantes. Além disso, trabalha-se diretamente com a Terra, o que traz à tona lembranças e sentimentos bons; estabelece-se relação de proximidade, o que auxilia no processo de “ensino-aprendizagem”.[11]

Diante disso temos que o desenvolvimento individual deve ser estimulado, levando em conta as diferentes formas de aprendizagem e a bagagem que cada um carrega. Deve-se levar em consideração também o contexto em que aquele indivíduo está inserido e como isso influencia na sua forma de obter conhecimento. É necessário estabelecer um vínculo afetivo positivo durante as trocas de saberes, já que, dessa forma, sua sedimentação é comprovadamente mais eficiente.

Dessa forma consegue-se atuar na plasticidade cerebral, remodelando o que determinado indivíduo não reconhece como sendo o seu melhor.

Relações plásticas nos processos de aprendizagem, tanto o corpo como mente e emoções sabem e entendem que a dinâmica do conhecimento se potencializa na diversidade e na troca intergeracional. O saber do médico possui contextos e culturas associadas. O saber do usuário do SUS possui também valores e princípios em seus contextos de elaboração do que é o cuidar em saúde.

O Grupo Semear, amparado por seus referenciais teóricos e práticos, oferta a possibilidade de metodologias que favorecem a expansão do conhecimento em saúde, ocupando a zona de desenvolvimento proximal que pode se estabelecer entre os diversos atores do SUS: profissionais e gestores de saúde, usuários e agentes comunitários. Ofertam-se aqui ferramentas para adubar terapias e teorias em pareamento para uma medicina integrativa e seus processos de formação profissional.

Referências

1. Bub, M. B. C., Medrano, C., Silva, C. D. D., Wink, S., Liss, P. E., & Santos, E. K. A. D. (2006). A noção de cuidado de si mesmo e o conceito de autocuidado na enfermagem. *Texto Contexto Enferm*, *15*, 152-7.
2. da SilvaI, R. S., MatosII, L. S. L., de AraújoIII, E. C., do Nascimento PaixãoIV, G. P., CostaV, L. E. L., & PereiraVI, Á. (2014). Práticas populares em saúde: autocuidado com feridas de usuários de plantas medicinais.
3. Santos, R. L., Guimaraes, G. P., Nobre, M. S. D. C., & Portela, A. D. S. (2011). Análise sobre a fitoterapia como prática integrativa no Sistema Único de Saúde. *Rev bras plantas med*, *13*(4), 486-91.
4. Santos, M. C., & Tesser, C. D. (2012). Um método para a implantação e promoção de acesso às Práticas Integrativas e Complementares na Atenção Primária à Saúde. *Ciência & Saúde Coletiva*, *17*, 3011-3024.
5. Tesser, C. D., & Sousa, I. M. C. D. (2012). Atenção primária, atenção psicossocial, práticas integrativas e complementares e suas afinidades eletivas. *Saúde e Sociedade*, 21, 336-350.
6. Angelo, A. D. (2006). A pedagogia de Paulo Freire nos quatro cantos da educação da infância. In *Proceedings of the 1. I Congresso Internacional de Pedagogia Social.*
7. Selecções Reader's Digest (Org.). Segredos e virtudes das plantas medicinais. Ambar Ed. Porto, Lisboa: 1983.
8. Morales, R. (2005). Educação e neurociências: uma via de mão dupla. 28ª Reunião da ANPED, 13.
9. Emiliano, J. M., & Tomás, D. N. (2015). Vigotski: a relação entre afetividade, desenvolvimento e aprendizagem e suas implicações na prática docente. *Cadernos de Educação: Ensino e Sociedade*, 2(1), 59-72.

10. Baquero, R. (1996). Vigotsky y el aprendizaje escolar (Vol. 4). Buenos Aires: Aique.
11. Tassoni, E. C. M. (2000). Afetividade e aprendizagem: a relação professor-aluno. Psicologia, análise e crítica da prática educacional. Campinas: ANPED, 1-17.

As plantas medicinais: elo entre o ontem e o hoje

Mayra Machado e Giseli Libânio

Em 1978, a Organização Mundial de Saúde (OMS) reconheceu na declaração de Alma-Ata que 85% das populações dos países em desenvolvimento utilizam plantas ou preparações destas para seus cuidados básicos em saúde.[1] Desde então, a OMS tem recomendado que seus países membros fomentem o aproveitamento das práticas de medicina caseira empregadas pelo povo a fim de ampliarem seu arsenal terapêutico.[2]

No Brasil, em consonância com as recomendações da OMS, foi aprovada, em 2006, a Política Nacional de Práticas Integrativas e Complementares no SUS. Esta política desencadeou o desenvolvimento de políticas, programas e projetos em todas as instâncias governamentais.[3]

Por sua vez, na instância federal, destaca-se a Política Nacional de Plantas Medicinais e Fitoterápicos, aprovada também em 2006 por decreto presidencial, com diretrizes e ações para toda a cadeia produtiva de plantas medicinais e fitoterápicos.[4]

As plantas medicinais e seus derivados estão entre os principais recursos terapêuticos e vêm, há muito, sendo utilizados pela população brasileira nos seus cuidados com a saúde, seja na Medicina Tradicional/Popular ou nos programas públicos de fitoterapia no SUS.

As ações para implementação das diretrizes dessas políticas nacionais buscam ampliar a oferta de serviços e produtos relacionados à fitoterapia no SUS, de forma segura e racional, por profissionais de saúde qualificados, considerando o sujeito em sua singularidade e inserção sociocultural, promovendo a integralidade da atenção.[5]

Seguindo as prerrogativas do Ministério da Saúde, em 1992 a Secretaria Municipal do Rio de Janeiro criou o Programa de Plantas Medicinais e Fitoterapia (PPMF-SMSDC/RJ), que compõe a Gerência de Práticas Integrativas e Complementares (GPIC). Entre seus objetivos se destacam o cultivo de plantas medicinais, educação permanente e educação em saúde, assistência médica e farmacêutica.[6]

Dessa forma, o cultivo das plantas medicinais envolveria o cultivo e produção de mudas em uma Fazenda Modelo em Guaratiba de modo orgânico a fim de obter uma matéria-prima de qualidade. Tais mudas seriam fornecidas para implantação de hortas nas unidades básicas de saúde, incentivando o resgate e a valorização do conhecimento tradicional.[6]

As ações de educação e saúde e assistência farmacêutica, por sua vez, seriam realizadas a partir da formação de grupos de usuários em plantas medicinais abertos a toda população do município do Rio de Janeiro. Teriam como objetivo orientação sobre o cultivo e uso correto das plantas medicinais e desenvolvimento da educação ambiental em saúde.[6]

Também estaria contemplado no PPMF-SMSDC/RJ a educação permanente em plantas medicinais dos profissionais de saúde envolvidos com o programa. Sua finalidade seria promover a divulgação e a informação dos conhecimentos básicos sobre plantas medicinais e fitoterápicos por meio de elaboração de material didático para os processos de capacitação, estágio de acadêmicos bolsistas e produção de monografias (levantamento bibliográfico e pesquisa clínica com plantas medicinais) e treinamento em cursos e palestras abertas para a população e para os profissionais envolvidos.[6]

Por fim, para assistência médica e farmacêutica, os fitoterápicos são produzidos nas farmácias de manipulação de fitoterápicos do município e são dispensados aos usuários através da prescrição médica. Muitos medicamentos fitoterápicos industrializados estão, inclusive, presentes na Relação Municipal de Medicamentos (Remune).[6]

A prática da fitoterapia no âmbito da Atenção Primária objetiva difundir ideias e possibilitar a valorização do conhecimento popular (anteriormente familiar e restrito). Amplia o domínio daqueles que já praticavam tais técnicas como autocuidado e revela que a fitoterapia como recurso médico precisa adentrar os consultórios, chegar às prescrições.[7] O médico cientificista necessita compreender o paciente como um todo e cuidar do conjunto. A sabedoria popular deve servir como promotora da saúde e, quando dentro de uma unidade da saúde, acabará por transformar hábitos, crenças e valores, constituindo uma verdadeira filosofia de vida.[8]

O autocuidado é um recurso que compreende, entre outras, a capacidade do próprio indivíduo de cuidar de si. No contexto específico da APS, seria a capacidade de cuidar de sua própria saúde.[9] São diversas as formas pelas quais isso é conseguido, e quando se analisa a utilização das práticas integrativas e complementares vemos que elas despontam como instrumentos para tal. Anteriormente usadas somente no âmbito familiar e doméstico, as PICS hoje fazem parte de estratégias cientificamente comprovadas para que se alcance o cuidado em plenitude.[10]

A fitoterapia constitui um exemplo disso quando se possibilita que a população e os profissionais de saúde compreendam que a soma dos conhecimentos populares e científicos auxilia não só no autocuidado, mas também, e sobretudo, no empoderamento daquela população acerca de seus conhecimentos e no engajamento, vínculo e melhoria da relação médico paciente. Com isso temos um excelente recurso na APS.[11] Os laços se estreitam, a relação com a comunidade fica mais próxima e as trocas propiciam crescimento bilateral.[11]

Entretanto, apesar das políticas públicas nas esferas nacional e municipal e da oferta gratuita de cartilhas e medicamentos fitoterápicos, percebemos, enquanto profissionais de saúde que atuam na assistência básica, que há subutilização desta PIC.

Desafortunadamente, essa subutilização, seja por inexperiência dos profissionais ou desconhecimento sobre o tema, culmina com gradativa diminuição do fornecimento dos insumos para as farmácias das unidades de atenção primária. Por isso, torna-se tão relevante trazer à tona essa discussão entre profissionais de saúde e usuários do SUS.

Referências

1. Organização Mundial da Saúde (OMS). *Alma-Ata 1978 – Cuidados primários de saúde.* Relatório da conferência internacional sobre

cuidados primários de saúde. Brasília: Organização Mundial da Saúde/ Fundo das Nações Unidas para a Infância; 1979.
2. Rosa, C., Câmara, S. G. Béria, J.U., Representações e intenção de uso da fitoterapia na atenção básica à saúde. *Ciênc. saúde coletiva* [Internet]. 2011 Jan [cited 2019 Apr 26] ; 16(1): 311-318. Disponível em: http://www.scielo.br/scielo.php?script=sci_arttext&pid=S1413-81232011000100033&lng=en http://dx.doi.org/10.1590/S1413-81232011000100033.
3. Brasil. Portaria nº 971. Aprova a Política Nacional de Práticas Integrativas e Complementares (PNPIC) no Sistema Único de Saúde. *Diário Oficial da União* 2006; 4 maio.
4. Brasil. Ministério da Saúde. Secretaria de Ciência, Tecnologia e Insumos Estratégicos, Departamento de Assistência Farmacêutica. Programa Nacional de Plantas Medicinais e Fitoterápicos. Brasília: Ministério da Saúde, 2007. Disponível em: < http://portal.saúde.gov. br >
5. Brasil. Ministério da Saúde (MS). Secretaria de Atenção à Saúde. Departamento de Atenção Básica. *Práticas integrativas e complementares:* plantas medicinais e fitoterapia na Atenção Básica. Brasília: MS; 2012. (Série A. Normas e Manuais Técnicos, Cadernos de Atenção Básica, n. 31)
6. Amorim, H.F. Apresentação do programa de plantas medicinais e fitoterapia da cidade do Rio de Janeiro: uma perspectiva longitudinal. 2012. 55 f. Trabalho de Conclusão de Curso (Especialização) – Instituto de Tecnologia em Fármacos/Farmanguinhos, Fundação Oswaldo Cruz, Rio de Janeiro, 2012.
7. Santos, M. C., & Tesser, C. D. (2012). Um método para a implantação e promoção de acesso às Práticas Integrativas e Complementares na Atenção Primária à Saúde. *Ciência & Saúde Coletiva, 17,* 3011-3024.
8. Tesser, C. D., & Sousa, I. M. C. D. (2012). Atenção primária, atenção psicossocial, práticas integrativas e complementares e suas afinidades eletivas. *Saúde e Sociedade,* 21, 336-350.
9. Bub, M. B. C., Medrano, C., Silva, C. D. D., Wink, S., Liss, P. E., & Santos, E. K. A. D. (2006). A noção de cuidado de si mesmo e o conceito de autocuidado na enfermagem. *Texto Contexto Enferm,* 15, 152-7.

10. da SilvaI, R. S., MatosII, L. S. L., de AraújoIII, E. C., do Nascimento PaixãoIV, G. P., CostaV, L. E. L., & PereiraVI, Á. (2014). Práticas populares em saúde: autocuidado com feridas de usuários de plantas medicinais.
11. Santos, R. L., Guimaraes, G. P., Nobre, M. S. D. C., & Portela, A. D. S. (2011). Análise sobre a fitoterapia como prática integrativa no Sistema Único de Saúde. *Rev bras plantas med*, 13(4), 486-91.

A dança da vida: a medicina dos povos tradicionais e artes de curar

Loïse Faber, Giseli Libânio, Adriana de Holanda.

Segundo Luciana Ostetto, as danças circulares sagradas constituem um espaço de encantamento, de estética, inserindo os participantes em uma dimensão poética de si mesmos.[1] No passado, comunidades se reuniam para dançar e partilhavam crenças. Dançar é um ato de celebração da vida. As pessoas se encontram para dançar em aniversários, casamentos, festividades.

A dança como medicina dos povos tradicionais nos revela que, em sua episteme (seus sistemas de produção de conhecimento), eles traziam na linguagem corporal e no gesto uma importante expressão de formas de cuidar de si e do outro, formas de celebrar a vida e a morte. Casamentos, aniversários, festas eram celebrações sagradas que se estabeleciam no ritual da roda: princípio de comunicação circular, ligação ininterrupta. Roda – ovo – feminino: princípio de fertilização da terra. Roda sol, roda lua. A roda da vida, os ciclos do dia e noite. Num emaranhado complexo, a dinâmica do gesto da vida remete à roda, ao movimento esférico, a espiral, a arte de curar, a representação da serpente em seu movimento esférico e ascendente. A roda é um portal entre céu e terra.

Para os antigos povos afro-asiáticos e indígenas, a arquitetura da roda guarda os mistérios da vida, a forma primordial e não primitiva: o ovo.

Por meio da dança, o homem imita os movimentos do outro e identifica um ritmo a um determinado movimento. As *danças circulares sagradas* têm como origem a dança dos povos, a mesma representando a comunhão e a transcendência, uma prática gregária. Qualquer pessoa pode entrar na roda e participar da dança, basta se abrir à experiência e dar as mãos. As danças circulares se desenvolvem, como o próprio nome indica, em círculo e envolvem simbologias.[1]

> "Na roda, de mãos dadas, voltada para um centro comum, ao ritmo de suas músicas, nos passos e nos gestos desenhados no movimento coletivo, as marcas de tradições diversas são dançadas e acolhidas, são vivificadas no círculo."[1]

O círculo pode "abrir-se ou fechar-se, desenhando linhas, espirais, meandros na sua movimentação"..[1] O centro deste círculo simboliza o ponto em comum que une a todos. Conforme Wosien,[2] o sentido horário é a direção do passado, onde estaria o fluxo das lembranças, e o sentido anti-horário, direção do futuro, onde se encontra o fluxo da iluminação e do conhecimento. A simbologia de juntar as mãos com a posição da palma de uma delas para baixo significa dar, e a outra palma para cima significa receber, gerando uma onda de energia que circula no grupo. Braços estendidos para baixo simbolizam a conexão com a terra, braços dobrados na altura do coração significam a conexão na roda, braços estendidos para cima simbolizam a conexão com o infinito e braços que se cruzam significam "força, unidade e eternidade".[3] Ao aceitar entrar na roda, a pessoa se despe da vergonha de não saber os passos ou a canção, disposta a poder errar sem medo do julgamento alheio. Aceita a estranheza dos passos e da música, abrindo "passagem para acessar conteúdos negados, reprimidos ou desqualificados no mundo da racionalidade científica".[3]

Assim, durante séculos e séculos, dançar em roda é celebrar a simbologia da vida no centro do cosmo, do universo, do mundo: a biodança. Dançar é a arte de cura, porque nela estamos sempre no embalo do ventre do ovo primordial de tudo que é vivo.

Um corpo que não se movimenta é um corpo morto, estático. Diversas doenças acometem o ser que não se move, seja nas estruturas mentais, emocionais, ou físicas. A dança dentro das PICS é um excelente processo terapêutico, tanto para profissionais de saúde como usuários do SUS. Nas danças de roda ancestrais não há expectadores, não há fora nem dentro, há a unidade primordial – a esfera.

No Encarte metodológico "Linguagens da arte e processos de comunicação no SUS",[4] apresenta a importância da inserção das linguagens da arte nos processos de comunicação em saúde. A dança veio através da roda de capoeira e de gestuais de expressão corporal dos jogos do Teatro do Oprimido, de Augusto Boal, e do Psicodrama, de Moreno. Além de sistematizar os diversos elementos práticos e seus resultados no cuidado em saúde, Holanda nos remete a conceber a arte e a cultura afro-brasileira como linguagem apropriada a se aproximar dos universos e dos contextos de memórias de cura e de saúde para a população brasileira afrodescendente, que compõe a maioria dos usuários do SUS.

O Grupo Semear, utilizando a técnica da dança circular, também congrega outra fonte de reafirmação junto a profissionais de saúde e pacientes do programa saúde da família que reafirmam que a arte, mais do que instrumento terapêutico, é linguagem de memórias corporais das medicinas e epistemologias dos povos tradicionais. Reativar o poder de cura e da memória corporal com a arte é promover saúde enquanto felicidade, plenitude de expressão do corpo, de seus pontos de tensão em que se acumulam, num cotidiano sedentário, as marcas do adoecimento do indivíduo moderno, que não se move, apenas consome em paralisia toxinas alimentares, emocionais e mentais.

Diante disso, vale apostar em Nise da Silveira como uma referência ética, filosófica, medicinal terapêutica do Grupo Semear. Vale reafirmar que as histórias semeadas nos vínculos de cura, aqui compartilhadas pelo coletivo de autoras, são vínculos da terapia dos afetos: a semente em terra fértil.

> "Nos atendimentos que realizava, Nise procurava criar um clima de liberdade, sem coação, no qual, por meio de diversas atividades, os sintomas pudessem encontrar oportunidade para sua expressão e, como ela dizia, serem despotencializados."[5]

Nise da Silveira é uma autora importante no cenário da inserção dos grupos de Atenção Primária que trabalham questões de saúde mental e os utilizam como elementos terapêuticos.

Ela iniciou seu trabalho em meados de 1940, onde hoje é o centro psiquiátrico do Hospital Pedro II, no Rio de Janeiro. Implementou diversas atividades como marcenaria, encadernação, teatro, dança, entre muitas outras, que estimulavam o engajamento social, a troca de experiências, permitiam a expressão dos sentimentos e fortaleciam o ego. Esse trabalho foi alvo de várias pesquisas científicas que mais à frente contribuíram para fortalecer essa forma terapêutica.[6]

Nise entendia que oferecer acolhimento e afeto como elementos terapêuticos se mostrava extremamente mais eficaz que as antigas formas de tratamento. Aliou suas ideologias com as ideias de Jung e pode então utilizar os recursos das imagens, das representações figurativas do inconsciente, da análise dos sonhos e das nuances simbólicas que cada indivíduo apresentava para configurar uma forma eficaz de terapia.[7]

> "Jung concebia a psique como um sistema dinâmico autorregulador, caracterizado por flutuações entre polos opostos. Desse modo, considerava o processo psíquico um processo vital, uma manifestação do dinamismo básico da vida."

Ela aliou literatura, arte, mitologia, criando produções detalhadamente dispostas em seu ateliê e que compunham, de tempos em tempos, exposições brilhantes. Essas exposições engrandeciam os participantes, reconheciam suas produções e expressão de sentimentos como parte do tratamento e traziam os mais diversos profissionais para perto dos pacientes.[8]

Nise participou de uma reinvenção cultural. Ela explorava a proximidade, as emoções, sentimentos e, sobretudo, o afeto em seus tratamentos. Contava com apoio multidisciplinar e trazia inclusive artistas para a realidade local, algo que contribuía enormemente, tanto para as produções do artista convidado como para os pacientes.[9]

"Dificilmente qualquer tratamento será eficaz se o doente não tiver ao seu lado alguém que represente um ponto de apoio no qual ele faça investimento afetivo."

Durante a experiência com o Grupo Semear, as ideias de Nise da Silveira foram amplamente empregadas para seu embasamento. Os encontros eram terapêuticos, sobretudo também por terem seu alicerce nas trocas entre seus componentes, no diálogo, na troca de conhecimento, no compartilhamento de informações e no afeto. A relação estabelecida ali é fundamental para a melhoria da saúde mental de todos os envolvidos, um dos objetivos do grupo Semear.

Referências

1. Ostetto, L.E. *Educadores na roda da dança:* formação-transformação. Tese (Doutorado em Educação) – Programa de Pós-Graduação em Educação, Universidade Estadual de Campinas, Campinas; 2006.
   Ostetto, L.E. A arte no itinerário da formação de professores: acender coisas por dentro. *Reflexão e Ação*, Santa Cruz do Sul, v. 14, n. 1, p. 29-43, jan./jun. 2006b.
2. Wosien, B. *Dança*: um caminho para a totalidade. São Paulo:TRIOM, 2000.
   Wosien, M.G. *Danças sagradas*: o encontro com os deuses. Madrid: Edições del Prado, 1997.
3. Barton, A. *Espírito da dança.* São Paulo: TRIOM, 1995. v. 1-2. BOLEN, J.S. *O caminho de Avalon*: os mistérios femininos e a busca do Santo Graal. Rio de Janeiro: Record; Rosa dos Tempos, 1996.

4. Holanda, Adriana de. Encarte metodológico Linguagens da Arte e Comunicação em Saúde. Relatório de Pesquisa PDTSP_SUS 2004 – 2006. Rio de Janeiro, FIOCRUZ: 2008,
5. Castro, E. D. D., & Lima, E. M. F. D. A. (2007). Resistência, inovação e clínica no pensar e no agir de Nise da Silveira. *Interface-Comunicação, Saúde, Educação*, 11, 365-376.
6. Carvalho, S. M. M. D., & Amparo, P. H. M. (2006). Nise da Silveira: a mãe da humana-idade. *Revista Latinoamericana de Psicopatologia Fundamental*, 9(1), 126-137.
7. Jung, C. G. O espírito na arte e na ciência. Tradução de Maria de Moraes Barros. Petrópolis: Vozes. 1985.
8. Melo, W.; Ferreira, A.P. Clínica, pesquisa e ensino: Nise da Silveira e as mutações na psiquiatria brasileira. *Revista Latinoamericana de Psicopatologia Fundamental*, 16(4). 2013.
9. Silveira, N. Imagens do inconsciente. Rio de Janeiro: Alhambra, 1981.

Nota

[1] Encarte disponível em http://escolasementedejurema.publicações.wordpress

Mãe-Terra: nossas raízes sagradas

Mayra Machado

> "Os arquétipos não se difundem por toda parte mediante a simples tradição, linguagem e migração, mas ressurgem espontaneamente em qualquer tempo e lugar, sem a influência de uma transmissão externa. Não podemos subestimar o alcance dessa constatação, pois ela significa nada menos do que a presença, em cada psique, de disposições vivas inconscientes, nem por isso menos ativas, de formas ou ideias em sentido platônico que instintivamente pré-formam e influenciam seu pensar, sentir e agir"
>
> *Os arquétipos e o inconsciente coletivo*, C.G. JUNG

Segundo C.G. Jung, o conceito da Grande Mãe provém da História das Religiões e abrange as mais variadas manifestações do tipo de uma Deusa-Mãe, que comanda as forças da natureza. Analisando o arquétipo materno, nota-se que o poder ancestral feminino está fortemente vinculado em diversas culturas à geração e manutenção da vida, da saúde e do equilíbrio no planeta Terra. Pachamama, para os povos andinos, o culto das Geledés na tradição iorubá, Deméter, na mitologia grega,

Ísis para os egípcios e Kali para o hinduísmo são divindades de atributos relacionados à fertilidade e ao alimento, aos ciclos lunares, às folhas que curam, à agricultura, à mágica autoridade do feminino; ao bondoso, ao que cuida, ao que sustenta, ao que proporciona as condições de crescimento, ou, por outro lado, ao secreto, ao oculto, ao obscuro, ao abissal, ao mundo dos mortos, ao devorador, sedutor e venenoso, ao apavorante e fatal.[3]

Considerando-se o conceito mais amplo de saúde como bem-estar físico, mental e social, e não, simplesmente, a ausência de doenças ou enfermidades[4] pode-se concluir que a análise anterior demonstra que, no inconsciente coletivo, está reservada à mulher, como única detentora do "sagrado feminino" a responsabilidade de promover saúde como um estado completo de bem-estar. No entanto, o "sagrado feminino" evoca a capacidade de cuidar, o zelo. Faz alusão ao arquétipo "Mãe-Terra" dos dias de hoje, mas não é propriamente uma questão de gênero, visto que está presente tanto em homens quanto em mulheres. Ainda assim, mulheres assumem o papel de transformar seu território física e culturalmente a partir da integração dos espaços de convivência e transmissão de saberes.

Temos como exemplo um estudo qualitativo realizado com moradoras de comunidades vulneráveis do Paraná, que teve como referenciais a antropologia cultural e o método etnográfico. A pesquisa mostrou que o cumprimento do papel social de realizar os cuidados primários em saúde se deve à sensibilidade da mulher em distinguir problemas de saúde mais graves dos mais simples, à dificuldade de acesso ao serviço de saúde e à falta de apoio ou ausência do parceiro.[1] Essas mulheres relataram que utilizavam para isso preparações caseiras com plantas medicinais cultivadas por elas mesmas e colhidas no campo ou em terrenos baldios. Elas aprenderam a preparar os remédios com a mãe ou com alguma vizinha de mais idade para tratar os problemas de saúde mais simples, demonstrando que há, naquela localidade, uma herança cultural que se perpetua através das gerações.[1]

Da mesma maneira, observamos quando manejamos o horto medicinal durante atividade do grupo Semear que o contato com a terra remete à forma como nossos antepassados não só faziam preparações caseiras de plantas medicinais, mas também mantinham a saúde da terra e, por sua vez, das plantas, cultivando-as sem o uso de defensivos agrícolas, através de produções em pequena escala. O resgate dessas memórias permite discutir no grupo como a interação com o meio ambiente e o estilo de vida podem afetar a nossa saúde, seja no meio urbano ou no meio rural. Elas permitem, ainda, refletir qual o nosso papel como ser social de usar o conhecimento transgeracional para intervir no processo de saúde/doença como agentes ativos. Tal reflexão possibilita que os participantes melhorem a qualidade da alimentação, estejam mais afins à prática regular de atividade física e ainda sintam-se responsáveis e tornem-se participativos quanto às questões ambientais e sociais.

Estudiosos da agroecologia, como Toledo, Bassols e Petersen, defendem que ancestralidade e memória dos povos tradicionais seriam a chave para decifrar, compreender e superar a crise socioambiental do mundo contemporâneo. Eles explicam que esses povos oferecem um acúmulo de experiências significativas e informações importantes para desenvolver estratégias mais adequadas à complexidade dos processos agroecológicos e socioeconômicos que satisfazem as necessidades globais de sustentabilidade.[2,7]

Para eles, natureza, cultura, produção – e por que não saúde – são aspectos inseparáveis que permitem a construção dos saberes locais, os mesmos que se baseiam nas experiências individuais e sociais desenvolvidas em contextos regionais dinâmicos regulados pelas instituições sociais. Os saberes locais, por sua vez, são sistemas de conhecimento holísticos, dinâmicos e abertos, que se constroem com base nas experiências locais através das gerações e, portanto, em constante adaptação às dinâmicas tecnológicas.[6]

> "os saberes tradicionais não são sistemas estáticos, mas desenhos inovadores alimentados por redes sociais e suas relações internas e externas. A inovação, a adaptação e a adoção são processos dinâmicos sempre contextualizados em aspectos culturais particulares, que oferecem a seus atores locais um sentido de pertencimento a algum lugar. "
>
> Petersen

Por isso, torna-se fundamental que profissionais da atenção primária à saúde persigam o atributo da competência cultural a fim de superar a condição hegemônica do conhecimento médico. Para além disso, é necessário atuar com base no diálogo entre sujeito e vida social, reconhecendo-os como processos complementares e não dicotômicos.[9] É imprescindível, ainda, respeitar as singularidades do paciente, ouvir e compreender a interpretação que ele próprio faz do seu sofrimento e qual a melhor forma de o superar.[8]

Por conseguinte, é por meio daquele sentido de pertencimento decorrente da transformação sociocultural do território orientado pela memória ancestral que as mulheres detêm o empoderamento para realizar o nobre papel de cuidadoras e provedoras primárias de saúde e bem-estar completo. Cabe ao profissional de saúde facilitar este processo através da educação em saúde a fim de promover o diálogo entre o saber popular e o saber científico e, assim, alcançar as metas para a redução dos agravos em saúde.

Referências

1. Praça, N.S., Gualda, D.M.R. Cuidar da saúde da família: responsabilidade da mulher moradora em uma favela. *Família, Saúde e Desenvolvimento*, [S.l.], jun. 2000. ISSN 1517-6533. Disponível em: <https://revistas.ufpr.br/refased/article/view/4895>. Acesso em: 17 dez. 2018. doi:http://dx.doi.org/10.5380/fsd.v2i1.4895.
2. Toledo, V.M, Bassols, B.N. La memoria biocultural: la importancia ecológica de las sabidurías tradicionales. Impreso en Romanyà/Valls, s.a. Verdaguer, 1, Capellades (Barcelona), out. 2008
3. Jung, C.G. Os arquétipos e o inconsciente coletivo. Editora Vozes. 2ª Edição. Petrópolis, 2002.
4. Organização Mundial de Saúde. Facet definitions and questions. Geneva: OMS, 1995.
5. Hecht, S.B. A evolução do pensamento agroecológico. In Altieri, M. Agroecologia. As bases científicas para uma agricultura sustentável. Guaíba: Agropecuária, 2002. p.21-51.
6. Petersen, P. Agroecologia: um antídoto contra a amnésia biocultural. In Toledo, V. M. & Barrera-Bassols, N. A memória biocultural. A importância ecológica das sabedorias tradicionais. São Paulo: Expressão Popular, 2015. p.11-16.

7. Guzmán C.G.I., Molina, M.G., Sevilla G.E. Introducción a la agroecología como desarrollo rural sostenible. Madrid: Ediciones Mundi--Prensa, 2000.
8. Santinho, C. A importância da competência cultural no atendimento de saúde a refugiados e requerentes de asilo. *Forum Sociológico* [Online], 22 | 2012, posto online no dia 26 Fevereiro 2013, consultado em 28 Fevereiro 2013. URL: http://sociologico.revues.org/594
9. Campos R.O. Psicanálise e saúde coletiva. São Paulo: Hucitec; 2013.

O poder da Horticultura Terapia

Loïse Faber

Nas diferentes classes sociais, existem pessoas com transtornos mentais que refletem, de alguma forma, as políticas sociais e/ou econômicas e as condições de vida de uma sociedade.[1] Nos anos 1980, a única forma de tratar pessoas com transtornos mentais era em hospitais psiquiátricos onde os pacientes eram segregados e tratados de forma desumana. Essa visão hospitalocêntrica era desprovida de ferramentas que permitissem reintegrá-los à sociedade. A área da saúde, ao se desenvolver ao longo dos anos, possibilitou uma maior atenção para criação de políticas de reinserção social de indivíduos com transtorno mental, tendo como modelo a desinstitucionalização. O primeiro passo em direção a isso foi a criação, em 1986, do primeiro centro de atenção psicossocial (Caps) após forte movimento social, particularmente de profissionais de saúde; os Caps foram oficializados em 1992, eles promovem a reestruturação de laços sociais, familiares e comunitários através de oficinas, terapias e eventos.[2] A lei 10.216, instaurada no Brasil desde abril de 2001, reorienta o modelo assistencial em saúde mental e expressa a proteção e os direitos das pessoas portadoras de disfunções mentais.[3] Há posteriormente uma discussão referente a qual metodologia seria mais eficiente para ser aplicada nas entidades responsáveis pelo tratamento psicossocial de indivíduos com transtornos mentais. Nesse sentido, Silveira et al. acreditam que as oficinas terapêuticas são boas ferramentas ao tratamento por fomentar a reinserção no convívio em grupo e incentivarem a integração assim como a produtividade.[2] Os autores citados empregaram a horticultura como forma de terapia ocupacional nas oficinas por se tratar de uma atividade que deixa o indivíduo altamente envolvido, tanto no aspecto físico quanto mental. Ademais, Arruda assinala a horticultura como ferramenta terapêutica, proporcionando ao grupo envolvido crescimento social, emocional, físico e intelectual, além da aquisição de maior autonomia.[4]

Diante da conjuntura atual do meio ambiente, que vem sofrendo com o desmatamento e a poluição, ações individuais e coletivas de conscientização permitem promover a preservação dos recursos naturais, sendo considerado um exercício de cidadania dentro do âmbito da educação ambiental, como prevê o artigo 205. Freitas et al. propõem a horticultura como meio de exercer a educação ambiental, sendo uma forma de se conectar com a natureza, se sentindo fazer parte do meio ambiente, proporcionando tranquilidade, diminuição da ansiedade, aumento da disposição, resgate do conhecimento popular e elevação da autoestima.[5,6]

A horta como instrumento terapêutico promove qualidade de vida, estimulando hábitos saudáveis como melhora da alimentação e diminuição da ociosidade.[7] De fato, o indivíduo tende a se sentir útil ao cuidar da horta, irrigar e observar a presença de plantas invasoras, além de poder extravasar as tensões batendo na terra, como acontece no grupo Semear, em que os participantes saem do grupo mais leves, sendo considerado por eles como uma forma prazerosa de sair da inércia. É por meio da horticultura que o paciente com transtorno mental restaura sua cidadania, reestruturando suas funções na sociedade e desenhando um sentido para sua vida.[8]

Referências:

1. Saraceno, B.; Asioli, F.; Tognoni, G. Manual de saúde 3 ed. São Paulo: Hucitec; 2001.
2. Padassini, J. A. V; Vargas, P. F; Alves, A.S; Barduco, A.C; Pedroso, C.P; Neves, F.C.C. Horta terapêutica na reabilitação psicossocial dos pacientes do CAPS-Registro; 2015.
3. Brasil. Ministério da Saúde. Lei n. 10.216, Lei da Reforma Psiquiátrica, *Diário Oficial da União*, 06 de abril de 2001.
4. Arruda, E. Terapêutica ocupacional psiquiátrica Rio de Janeiro: [s.n.]. 1962. 23-38p.
5. Freitas, H. R; Gonçalves-Gervasio, R. C. R.; Marinho, C. M.; Fonseca, A. S. S.; Quirino, A. K. R.; Xavier, K. M.; Nascimento, P. V. P. Horta escolar agroecológica como instrumento de educação ambiental e alimentar na creche municipal Dr. Washington Barros – Petrolina/PE: Extramuros, v. 1, p. 155; 2013.
6. Feitosa, V. A; Cabral, S. A. A, O. C; Alencar, M. C. B; Ushoa, S. A. O. A; Silva, H. M. L. Horticultura como instrumento de terapia e inclusão psicossocial. *Revista Verde de Agroecologia e Desenvolvimento Sustentável*, 2015.
7. Assis, G. C. A.; Tiago, T. R. Agroecologia como instrumento de inclusão social e segurança alimentar. *Revista Brasileira de Agroecologia*, v.2, n. 1; fev. 2007.

8. Mângia, E.F. Contribuições da abordagem canadense "prática de Terapia Ocupacional centrada no cliente" e dos autores da desinstitucionalização italiana para a Terapia Ocupacional em Saúde mental. *Rev. Ter. Ocup. Univ. São Paulo*, v.13, n.3; 2002.

Compromisso coletivo: um espaço em construção

Mayra Machado

O trabalho com grupos na atenção primária permite ultrapassar os espaços individuais do cuidado e reconhecer na comunidade seu potencial de transformação. Esta é uma ferramenta de abordagem do médico de família e comunidade e da equipe de saúde multiprofissional que pode usar as Práticas Integrativas e Complementares em Saúde (PICS) como tecnologia para sua implementação.

Esse trabalho não deve ser considerado uma prática leiga nem intuitiva, pois requer domínio de habilidades comunicativas e acúmulo de conhecimentos ampliados sobre o processo de saúde-doença. Além disso, a grupalidade demanda aos facilitadores atitudes como acolhimento, empatia, escuta qualificada, reflexão sobre cada tarefa e avaliação continuada.

As PICS foram apreciadas pelo grupo Semear como fortes aliadas na compreensão de tais processos. Elas permearam a circulação e a troca de saberes entre os profissionais de saúde mediadores do grupo e seus participantes. Além disso, elas se mostraram capazes de promover uma relação de cooperação entre os integrantes, que facilitou o vínculo e o engajamento do grupo em relação aos cuidados primários em saúde.

Para melhor compreensão deste tema, apresentaremos alguns autores que trazem a concepção, a finalidade e o desenvolvimento dos grupos. Pagès os define como conjuntos de pessoas que demonstram um conflito efetivo sentido por um conjunto de pessoas ainda maior do qual fazem parte. Para ele, isso ocorre em razão de sua história individual, de relações interpessoais anteriores ou de sua cultura.[1,2]

Outro autor, Lewin, sugere que um grupo é mais do que a soma de seus membros, pois apresenta uma totalidade dinâmica, com estrutura própria, objetivos e relação com outros grupos. Para ele, a essência de um grupo é interdependência intrínseca à coesão grupal. Este clima é gerado pelo compromisso com o coletivo, que proporciona o ambiente acolhedor para a aprendizagem e a solidariedade. [2,3]

Para Pichon-Rivière, quanto mais heterogêneo é um grupo, maior a probabilidade de atingir o seu objetivo. Isso acontece porque pode implicar mais diversidade para a troca. Assim, o crescimento – e a aprendizagem – tornam-se mais eficazes em função das trocas interpessoais.[2,4]

A aprendizagem, por sua vez, é um processo contínuo em que comunicação e interação são indissociáveis, na medida em que aprendemos a partir da relação com os outros. Quando ela é centrada nos processos grupais, viabiliza uma nova elaboração de conhecimento, de integração e de questionamentos acerca de si e dos outros.[5]

> "A técnica de grupo operativo consiste em um trabalho com grupos, cujo objetivo é promover um processo de aprendizagem para os sujeitos envolvidos. Aprender em grupo significa uma leitura crítica da realidade, uma atitude

investigadora, uma abertura para as dúvidas e para as novas inquietações".[5]

Semear trata-se, portanto de um grupo operativo heterogêneo que tem como objetivo usar a educação popular em saúde para estimular a troca de saberes sobre as plantas medicinais. Por meio da cooperação e ajuda mútua obteve-se a construção coletiva do horto medicinal em uma unidade de atenção primária. A proposta visa também explorar as motivações dos participantes, além de dar ênfase nas conotações positivas das conquistas de seus membros na luta diária.

Quando entrevistados pelas autoras, os participantes do grupo Semear confirmaram que, por meio das PICS vivenciadas, também houve reflexão sobre a experiência, leitura crítica da realidade.[6] Relatam ampliação do cuidado em saúde mental, com destaque para a transformação social,[6] assim como elucidaram tantos autores que defenderam a eficácia do trabalho com grupos operativos.

> "o trabalho em saúde deve superar a leitura do modelo médico hegemônico e atuar de forma complementar entre clínica e saúde coletiva com base no diálogo entre sujeito e vida social, reconhecendo-os como processos complementares e não dicotômicos."[7]

Ainda na concepção de Pichon-Rivière, a transformação da realidade se desenvolve gradativamente. Os integrantes do grupo passam a assumir diferentes papéis para exercer a práxis de *pré tarefa e tarefa:*

- Pré-tarefa é caracterizado pelas resistências dos integrantes do grupo ao contato com os outros e consigo mesmos, na medida em que o novo gera medo de perder o próprio referencial. A partir do momento em que é possível abrir-se para o novo, o grupo aprende a problematizar as dificuldades que emergem no momento da realização de seus objetivos.[5]

Pode-se dizer que o grupo está em tarefa, pois a elaboração de um projeto comum já é possível, e esse grupo pode passar a operar um projeto de mudanças.[5]

- A tarefa relaciona-se ao modo como cada integrante interage a partir de suas próprias necessidades e fantasias. Compartilhar essas necessidades e fantasias em torno dos objetivos comuns do grupo pressupõe flexibilidade, descentramento e perspectiva de abertura para o novo.[5]

Gayotto[8] explicita as personagens mais recorrentes nos grupos operativos:

- Coordenador: indaga e problematiza, estabelecendo algumas articulações entre as falas e os integrantes, sempre direcionando o grupo para a tarefa comum.
- Observador: registra o que ocorre na reunião, resgata a história do grupo e depois analisa com o coordenador os pontos emergentes, o movimento do grupo em torno da tarefa e os papéis desempenhados pelos integrantes.
- Porta-voz: é o integrante que explicita o que está implícito, colaborando com a tarefa.

- Bode expiatório: aparece quando explicita algo que não tem a aceitação do grupo.
- Líder de mudança: surge no momento em que o que foi explicitado pelo porta-voz é aceito pelo grupo, contribuindo para o movimento dialético grupal.

Alguns destes papéis são fixos, como o coordenador e o observador. Os outros podem se alternar. Eles emergem no decorrer do processo e se articulam com as necessidades e com as expectativas tanto individuais quanto grupais.[8] Portanto, a facilitação de grupos exige organicidade e progressividade. Seus pilares devem ser a autogestão, participação democrática e construção da autonomia dos sujeitos.[9]

Observamos que essa autonomia pode ser atingida quando utilizamos o conhecimento tradicional e popular como tecnologia que fomenta o compartilhamento de experiências sobre autocuidado, cooperatividade e aprendizado mútuo. Por isso, defendemos que as PICS são ferramentas tão úteis para a implementação de grupos operativos na Atenção Primária à Saúde. Elas permitem que os integrantes percebam que seu conhecimento também é considerado, o que contribui para fortalecer o vínculo e o afeto entre os participantes.

Referências

1. Pagès, M. A vida afetiva dos grupos: esboço de uma teoria da relação humana. 2 ed. Petrópolis: Vozes, 1982.
2. Melo A. S. E. Filho, O. N. M.; Chaves, H.V. Conceitos básicos em intervenção grupal. Encontro Revista de Psicologia, v. 17/ 26 – 2014.

3. Lewin, K. Teoria de campo em ciência social. São Paulo, Pioneira, 1965. ______. Problemas de dinâmica de grupo. São Paulo: Cultrix, 1978.
4. Pichon-Rivière, E. O processo grupal. São Paulo: Martins Fontes, 1994.
5. Bastos, A.B.B. Izique. A técnica de grupos-operativos à luz de Pichon-Rivière e Henri Wallon. *Psicol inf.*, São Paulo, v. 14, n. 14, p. 160-169, out. 2010.
6. Moreira, A.E.M.M. Ellery A.E.L., Ribeiro, M.T.A.M. Psicologia Comunitária e Atenção Básica em Saúde: contribuições para abordagem com grupos. Sanare. 2016.
7. Campos, R.O. Psicanálise e saúde coletiva. São Paulo: Hucitec. 2013.
8. Gayotto, M. L. Conceitos básicos que facilitam a compreensão do início de um grupo. Artigo referente ao curso de especialização em Coordenação de grupos operativos do Instituto Pichon-Rivière. 1992.
9. Barbosa, M.I.S. Formação e facilitação de grupos comunitários na Estratégia Saúde da Família. Sanare. 2009.

Caderno da vovó

• Loïse Faber, Mayra Machado e Giseli Libânio •

Cada planta possui uma forma e características distintas que permitem diferenciá-las entre si. Quando é feita a descrição pela primeira vez de uma planta, deve ser feita em latim, assim como o nome dado à nova espécie. Esse nome comumente é formado por duas palavras: a primeira, iniciada com letra maiúscula, indica gênero, e a segunda, com letra minúscula, indica espécie. A letra logo após o nome da espécie indica o nome da pessoa que descobriu a planta. Ex.: *Calendula officinalis L.*[1] Além do nome científico, as plantas possuem nomes populares, que também podem se referir a mais de uma espécie, por exemplo: tanto a *Cymbopogon citratus*, a *Melissa officinalis* e a *Lippia alba* podem ser chamadas de cidreira.[1]

Com o surgimento da indústria farmacêutica alopática, houve a implementação de medicamentos que apresentavam efeito rápido e satisfatório. A consequência disso foi uma diminuição significativa na busca da fitoterapia. Entretanto, ao longo do tempo, com o elevado custo e a presença de efeitos colaterais nas medicações da indústria farmacêutica, houve um retorno aos produtos farmacêuticos de origem vegetal e ao uso direto das plantas medicinais. Atualmente, a Organização

Mundial de Saúde preconiza os estudos das plantas que, cientificamente, possuem efeitos curativos.[1]

É imprescindível que o tratamento fitoterápico seja sempre acompanhado por um profissional qualificado, pois até mesmo os chás, quando ingeridos em posologia e de forma incorreta, podem ser danosos à saúde. As plantas medicinais podem ser contraindicadas para certas comorbidades ou doenças, agravando o estado de saúde do paciente em determinadas situações. As gestantes em especial devem sempre procurar saber se podem fazer uso de determinada planta medicinal antes de iniciar qualquer tratamento fitoterápico. Há numerosas espécies vegetais que foram consagradas pelo uso popular. No entanto, foram realizados poucos estudos científicos que permitem comprovar sua eficácia.[1]

Segundo a cartilha de plantas medicinais e medicamentos fitoterápicos de Pernambuco,[2] ao preparar medicamento(s) com plantas medicinais é orientado que:

- Não cultive plantas perto de fossas, lixos, esgotos, locais tratados com agrotóxicos e na beira de estradas (porque a fumaça dos veículos pode conter substâncias tóxicas que ficam na planta);
- Não usar plantas que estejam mofadas, velhas e com bichos;
- Tenha a precaução de lavar bem a parte da planta a ser utilizada;
- No caso de realizar a preparação do chá com folhas secas, secá-las em locais arejados e à sombra, visto que os raios solares podem suprimir parte das substâncias curativas;
- Quando for empregar raízes secas, picar em pequenos pedaços antes de secar; após a secagem, guardar em vidros escuros ou caixas bem fechadas, com o nome da planta;

- Não armazene as plantas medicinais por um longo período de tempo, pois elas podem deixar de ter a ação medicinal;
- Evite tomar chá feito de um dia para outro; faça um novo sempre a cada 24 horas;
- Use apenas plantas que sejam do seu conhecimento; na dúvida consulte alguém mais experiente.

Referências

1. Secretaria Municipal de Saúde e Defesa Civil; Superintendência de Atenção Primária Coordenação de Linhas de Cuidado; Programas Especiais Gerência de Programa de Práticas Integrativas e Complementares; Subgerência do Programa de Plantas Medicinais e Fitoterapia-Manual de cultivo de plantas medicinais-Programa de plantas medicinais e fitoterapia; Rio de Janeiro: SMSDC, 2012.
2. Governo do Estado de Pernambuco; Secretaria de Saúde do Estado de Pernambuco; Secretaria Executiva de Atenção à Saúde; Superintendência de AssistêNcia FarmacêUtica; Gerência de Políticas de Assistência Farmacêutica; Comissão Estadual de Farmácia e Terapêutica-Cartilha de plantas medicinais e medicamentos fitoterápicos de Pernambuco; 2012.

Amoreira (*Morus nigra*)

Morus nigra é uma espécie bastante utilizada na medicina popular, sendo muitos usos da planta já comprovados por meio de estudos pré-clínicos, e outros ainda com necessidade de estudos mais aprofundados. Existem informações de uso popular da planta por mulheres no climatério, para substituir a terapêutica da reposição hormonal convencional. As folhas são empregadas externamente em gargarejos, para combater aftas e amigdalite, no combate à febre e à dor de dente. Da infrutescência é feito um xarope, utilizado em diarreias e como vermífugo, além de ser expectorante e adstringente. Em estudos recentes, foi descoberto que o xarope possui capacidade de regulação da hiperglicemia e retardo da catarata. O xarope dos frutos também é útil no tratamento de faringites e doenças inflamatórias do trato gastrintestinal. A decocção da casca da raiz tem efeito purgativo e vermífugo.

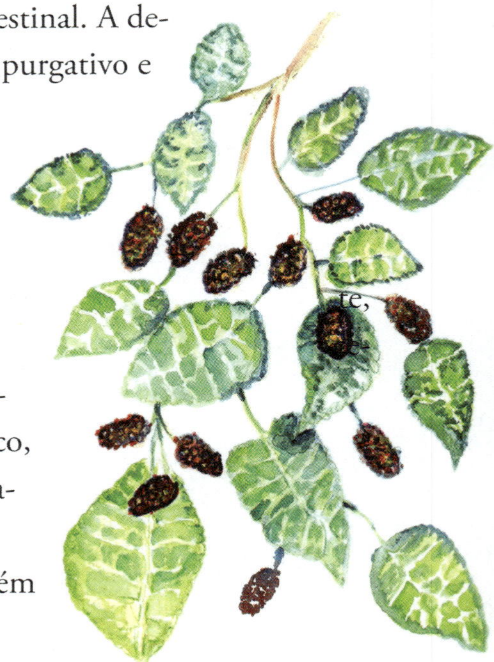

Os frutos, folhas, cascas e raízes são citados como tendo efeito laxativo, sedativo, expectorante, refrescante, emoliente, calmante, diurético, hipoglimiante, antisséptico, anti-inflamatório, antioxidante, emético, tônico, anti-helmíntico, bem como no tratamento de eczema e inflamações orais. Essas partes da planta também são usadas para o tratamento do diabetes, pois contêm substâncias como a 1-deoxinojirimicina, um alcaloide com efeito hipoglicemiante.

Não foram relatados, nas referências consultadas, efeitos adversos e contraindicações.

Como não existem estudos sobre a segurança reprodutiva em humanos, o uso de *Morus nigra* não é recomendado em mulheres grávidas ou em período de lactação, ou ainda em crianças e idosos, sem supervisão médica.

Fonte: Ministério da Saúde, Monografia da espécie *Morus nigra*, Brasília 2015.

Trevo vermelho (*Trifolium pratense*)

O trevo vermelho tem inflorescências com propriedades medicinais. Cápsulas de extrato bruto são utilizadas para o alívio dos sintomas da menopausa (principalmente fogachos), mastalgia (dor nas mamas) e síndrome pré-menstrual, pois contém isoflavonas. Este é um fitoterápico que, devido à sua ação hormonal e às interações medicamentosas, deve ser utilizado somente sob prescrição médica, por até 12 meses. Atenção! Produtos à base da inflorescência de *Trifolium pratense* são contraindicados em casos de hipersensibilidade ou alergia à droga vegetal ou à espécie *in natura*. Está também contraindicado durante a gravidez, na amamentação e para crianças menores de 12 anos, e em casos de doenças hormonais associadas, ao efeito potencial dos hormônios.

Deve haver precaução em casos de endometriose ou miomas uterinos.

O uso da droga bruta ou suas preparações não é recomendado em pacientes que estão sendo tratadas com tamoxifeno e outros medicamentos antiestrogênicos. Além disso, as isoflavonas presentes nos extratos podem interagir potencialmente com anticoagulantes (heparina e varfarina) e antiagregantes plaquetários (aspirina, clopidogrel e ticlopidina), por isso recomenda-se cautela na utilização de *T. pratense* em pacientes susceptíveis a sangramentos ou com distúrbios de coagulação.

Fonte: Memento fitoterápico. Farmacopeia Brasileira. Anvisa 2016.

Maracujá (*Passiflora incarnata*)

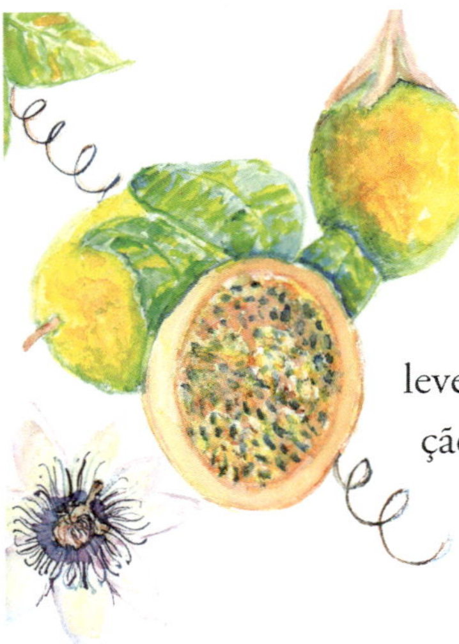

Também conhecida como flor da paixão, a *passiflora* pode ser utilizada *in natura*, com a planta fresca, em tinturas, extrato fluido ou encapsulada. Apresenta efeito ansiolítico e sedativo leve, indicado para ansiedade e insônia. Atenção! Seu uso não é recomendado em gestantes, lactantes, alcoolistas e diabéticos. Crianças de 3 a 12 anos devem passar por orientação médica. Caso os sintomas persistam acima de duas semanas um médico deve ser consultado.

Fonte: Memento fitoterápico. Farmacopeia Brasileira. Anvisa 2016.

Hortelã (*Mentha piperita*)

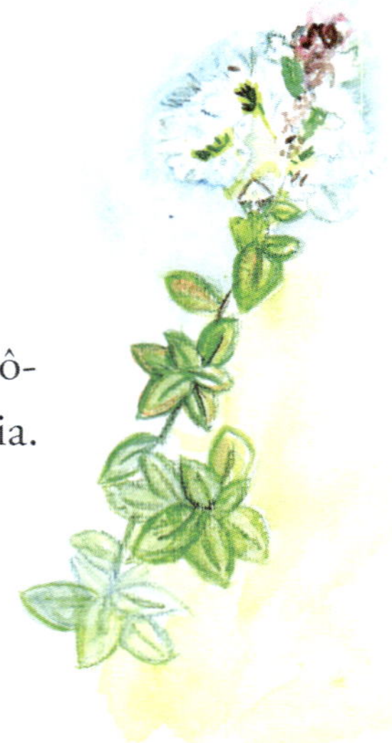

O uso do óleo essencial do hortelã mostrou-se eficaz e seguro para reduzir náuseas e vômitos em pacientes submetidos à quimioterapia. A infusão das folhas pode ser usada como expectorante para gripes e resfriados e como anti-inflamatório em gengivites sob a forma de enxaguante bucal. O uso do extrato seco auxilia no tratamento da síndrome do intestino irritável, com redução da dor, inchaço e flatulência.

Atenção: o uso do óleo essencial é contraindicado em lactentes e gestantes. Pode irritar a mucosa ocular e provocar insônia em pessoas sensíveis.

Fonte: Fitoterapia contemporânea tradição e ciência na prática clínica, 2 ed.

Pitanga (*Eugenia uniflora)*

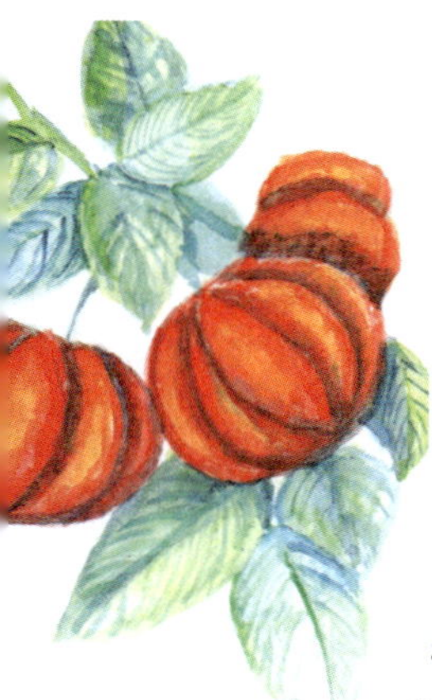

Também conhecida como Nangapiré ou Jinja, a pitanga é uma planta de origem brasileira e uruguaia. Rica em vitamina C e E e compostos fenólicos de efeito antioxidante é usada como alimento (fruto) e como planta medicinal (folha e fruto). A infusão das folhas frescas tem propriedade anti-inflamatória no tratamento complementar da gota. Há estudos que comprovam efeito hipotensor por vasodilatação e diurético.

Outros estudos demonstram que os frutos podem ser coadjuvantes no tratamento de gengivites por ser anti-inflamatório.

Contra diarreia, o método de extração mais indicado é a decocção, pois assim se maximiza a extração de taninos presentes nas folhas.

Atenção: estudos apontam potencial tóxico, com doses muito elevadas, para o sistema nervoso central e para o fígado.

Fonte: Fitoterapia contemporânea tradição e ciência na prática clínica, 2 ed.

Alecrim (*Rosmarinus officinalis*)

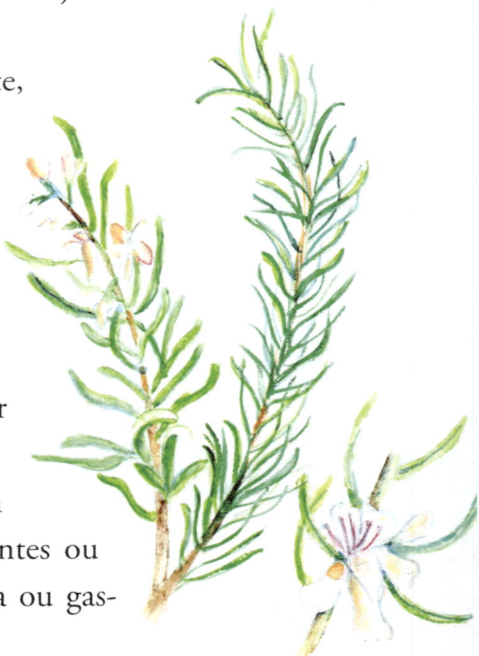

Com propriedade antioxidante, analgésica e anti-inflamatória, o alecrim pode ser usado sob a forma de infusão ou tintura para as cólicas e irregularidades menstruais e na artrose como aplicação local. Na aromaterapia, o óleo essencial é usado no tratamento complementar de ansiedade e depressão.

Mas atenção: não utilize em crianças menores de 3 anos, gestantes ou pessoas com problemas de próstata ou gastroenterite.

Este não se destina a ser um substituto para aconselhamento médico profissional, diagnóstico ou tratamento. Procure sempre o conselho de um profissional de saúde qualificado para tirar qualquer dúvida que tiver em relação a sua condição de saúde.

Fonte: Fitoterapia contemporânea tradição e ciência na prática clínica, 2 ed.

Gengibre (*Zingiber officinale Roscoe*)

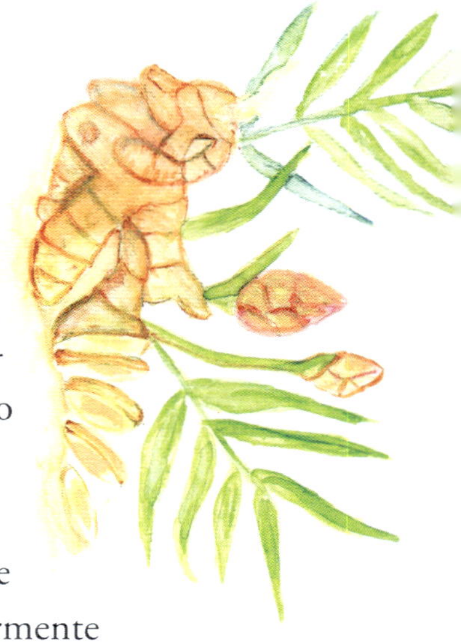

As principais indicações incluem seu uso em gripes, resfriados, tosse, bronquite; é útil também no caso de irritação e inflamação de garganta e rouquidão. Além disso, é utilizado também no caso de digestão lenta, plenitude pós-prandial, gastrites, epigastralgias, flatulências e para refluxo gastroesofágico. Também é indicado para intoxicação alimentar, principalmente por frutos do mar e doenças reumáticas, dores e processos inflamatórios articulares. Popularmente conhecido como afrodisíaco e tônico, além de ajudar em caso de náuseas, vômitos pós cirúrgicos, cinetose, hiperêmese gravídica. É necessário ter cautela com seu uso em pacientes hipertensos e é contraindicado o uso interno em pacientes hipertensos graves. Na gravidez, a dose máxima diária recomendada é de 1 g/dia. Pode causar dermatite de contato em pacientes sensíveis.

Fonte: Fitoterapia contemporânea tradição e ciência na prática clínica, 2 ed.

Calêndula (*Calendula officinalis*)

A calêndula é indicada para uso externo como anti-inflamatório, cicatrizante e antisséptico para o tratamento de lesões da pele e mucosas. Pode ser usada como enxaguante bucal em aftas e gengivite. Suas folhas podem ser usadas em emplastro, embora a parte mais utilizada seja a flor. É comumente beneficiada sob a forma de creme. O óleo essencial é conhecido como eficaz fungicida para as infecções vaginais, mas é difícil de encontrar. Cuidado para não confundir com o cravo (*Tagetes patula*). É contraindicada em caso de alergia ou hipersensibilidade

Fonte: Memento Fitoterápico, Las plantas medicinales

Boldo (*Coleus farskohii*)

O extrato aquoso das folhas aumenta o trânsito intestinal, protege contra lesões gástricas induzidas por álcool e estresse, assim como reduz a secreção gástrica. O óleo essencial mostrou atividade relaxante sobre o músculo liso, auxiliando na prisão de ventre. O extrato seco com 10% de forscolina é adjuvante no tratamento da obesidade, estimulando a lipólise. Usar com precaução em pacientes com tendência a hipotensão e úlceras pépticas. Não utilizar em gestantes, lactantes e crianças de até 12 anos, hipertensos e portadores de obstrução das vias biliares. Não usar no caso de tratamento com metronidazol ou dissulfiram, medicamentos depressores do sistema nervoso central e anti-hipertensivos.

Fonte: Fitoterapia contemporânea tradição e ciência na prática clínica, 2 ed.

Aroeira

A aroeira é uma planta nativa do Brasil. Naturalistas holandeses citam o uso da aroeira por populações autóctones do litoral do Brasil no combate a infecções de pele (emplastro). É indicada como anti-inflamatório nas infecções de origem ginecológica em uso externo; é cicatrizante no pós-parto, também em uso externo, e age como antiulceroso gástrico em uso interno. Tem ação antidiarreica e age como antisséptico em inflamações de gengiva e garganta. Os frutos são utilizados como tempero, frequentemente chamados de pimenta rosa.

É necessário se ter precaução com irritações dérmicas, e sua aplicação como extrato vaginal pode causar desconforto local ou irritação.

Fonte: Fitoterapia contemporânea tradição e ciência na prática clínica, 2 ed.

Erva-cidreira (*Lippia alba*)

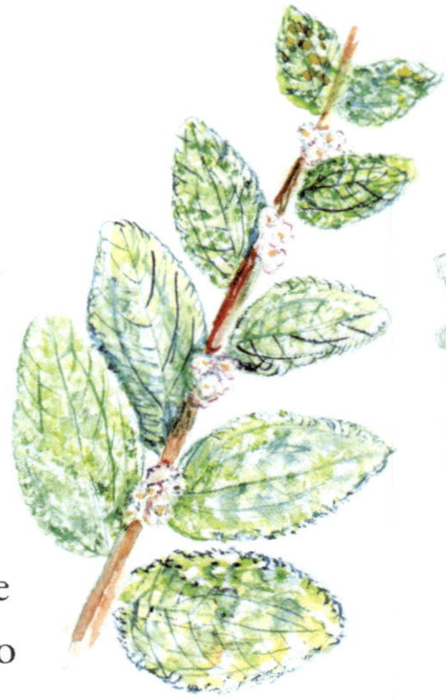

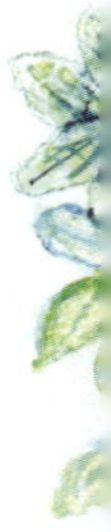

É muito utilizada para aliviar dor, inflamação e tem atividade ansiolítica. O chá é usado principalmente como antiespasmódico (cólicas uterinas e intestinais), digestivo e calmante. Sua atividade como forma de tratamento contra o nervosismo e a ansiedade é bem difundida. Também é empregada como expectorante e antigripal, já que contribui para fluidificar a secreção dos brônquios, facilitando a expectoração. Não é recomendado o uso em pacientes hipotensos e também em crianças de 0 a 5 anos.

Fonte: Fitoterapia contemporânea tradição e ciência na prática clínica, 2 ed.

Transagem (*Plantago major*)

É indicada sob a forma de cataplasma ou compressa em furúnculos, abscessos, espinhas e acnes, assim como em picadas de insetos, feridas e queimaduras. Utiliza-se o gargarejo na amigdalite, faringite, gengivite e estomatite. O chá de suas sementes é usado como laxante e depurativo. As folhas são expectorantes, empregadas nas infecções das vias aéreas superiores, bronquites crônicas e como cicatrizante na úlcera péptica. É contraindicada na gravidez, em caso de obstrução intestinal e pode causar hipotensão. O pólen pode desenvolver reações anafiláticas e alérgicas.

Espinheira santa (*Maytenus ilicifolia*)

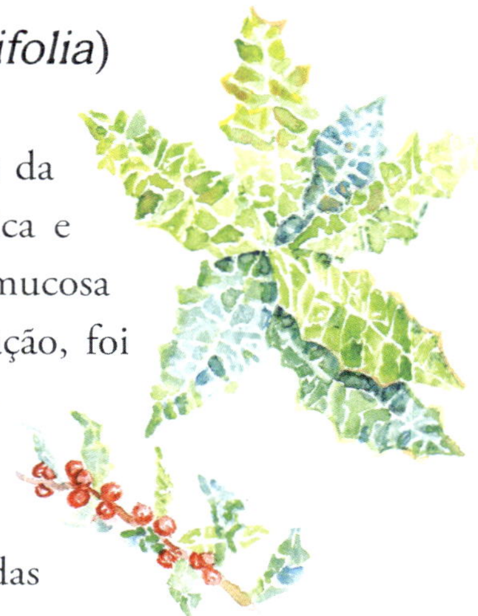

A infusão ou decocção das folhas da espinheira santa tem atividade analgésica e anti-inflamatória, além de proteger a mucosa gástrica. Entre outros mecanismos de ação, foi demonstrado em pesquisas efeito bloqueador dos receptores histamínicos H2, que inibem a produção de ácido pelas células do estômago. O emplastro das folhas pode ser usado como cicatrizante em uso externo. Atenção para as contraindicações e tempo máximo de uso: gestantes, lactantes e crianças são contraindicadas a usar a espinheira santa, por apresentar atividade abortiva, reduzir a secreção láctea e não haver estudos suficientes em crianças. Consulte profissional especializado em caso de uso prolongado.

Fonte: Fitoterapia Contemporânea 2 ed.

Babosa (*Aloe vera*)

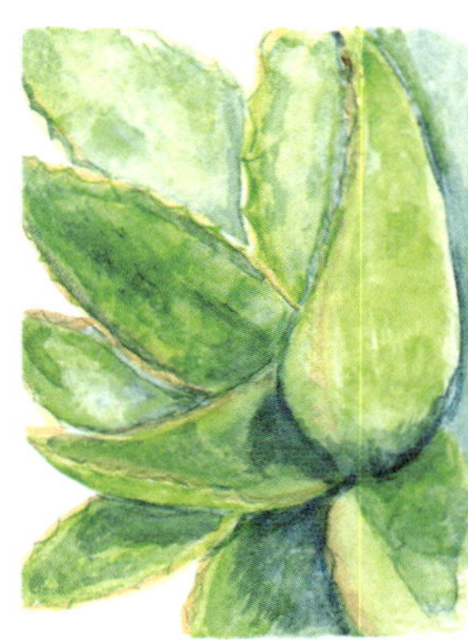

É indicada para uso externo em forma de gel como cicatrizante e reconstituinte em lesões térmicas (isquemia, queimaduras), radioativas (queimaduras, dermatites, telangiectasias), emoliente em psoríase, eczemas, dermatites seborreicas, furúnculos, hemorroidas e fissuras anais. É contra contraindicada em gravidez, amamentação e pode causar alergias em pessoas sensíveis à composição. Atenção: doses elevadas (mais que 8g de Aloe vera) podem causar intoxicação. Há poucos estudos sobre segurança do uso interno da babosa.

Fonte: Fitoterapia contemporânea tradição e ciência na prática clínica, 2 ed.

Camomila (*Matricaria chamomilla*)

Também conhecida como maçanilha, a *Matricaria chamomilla* é muito usada contra ansiedade e nos transtornos menstruais. O nome *Matricaria* faz referência à matriz, no sentido de útero. A parte utilizada é a flor. Para uso interno, pode-se preparar infusão, tintura, inalação ou pó encapsulado. Pode também ser usada externamente como pomada, compressa e gel para as afecções da pele e mucosas por ser anti-inflamatória. Não há contraindicações para o uso da camomila.

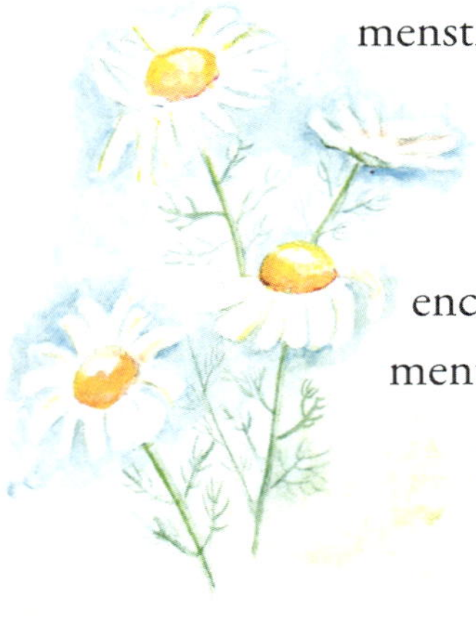

Fonte: Fitoterapia Contemporânea 2 ed.

Gerânio Sul-Africano (*Pelargonium sidoides*)

O extrato das raízes do gerânio sul-africano é indicado no tratamento do resfriado comum e afecções do sistema respiratório agudas e crônicas, como bronquite, sinusite, angina tonsilar ou rinofaringite, em adultos e crianças com mais de 1 ano de idade.

Mas atenção: o tratamento com extrato seco da planta nunca deve exceder 3 semanas, devendo consultar o seu médico caso os sintomas permaneçam por mais de 7 dias ou caso tenha febre que se prolonga por vários dias, falta de ar ou expectoração com sangue.

Fonte: Fitoterapia contemporânea tradição e ciência na prática clínica, 2 ed.

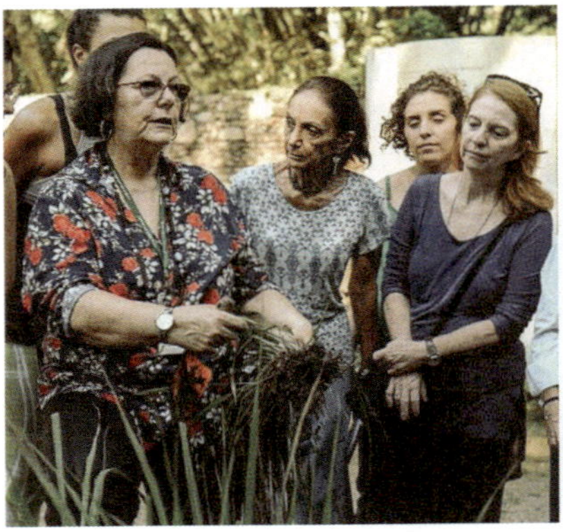

Compartilhando saberes: Yara Britto troca conhecimentos com todos durante o encontro.

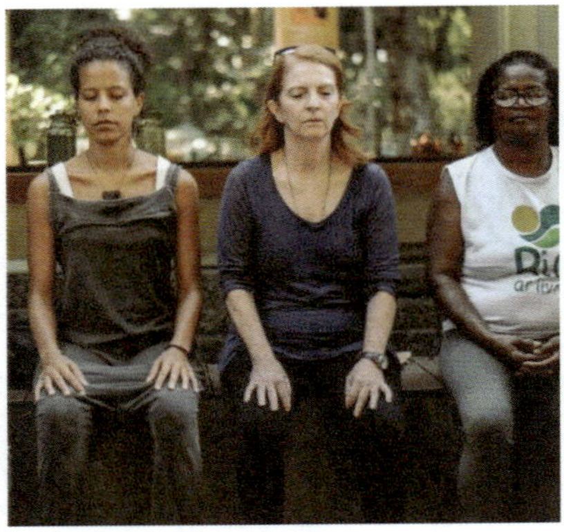

Mindfulness: momento de concentração.

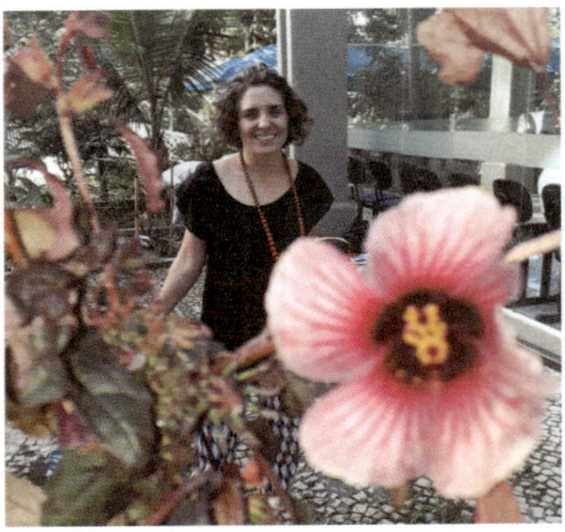

A vida e suas cores: Joana caminhando entre as flores do jardim.

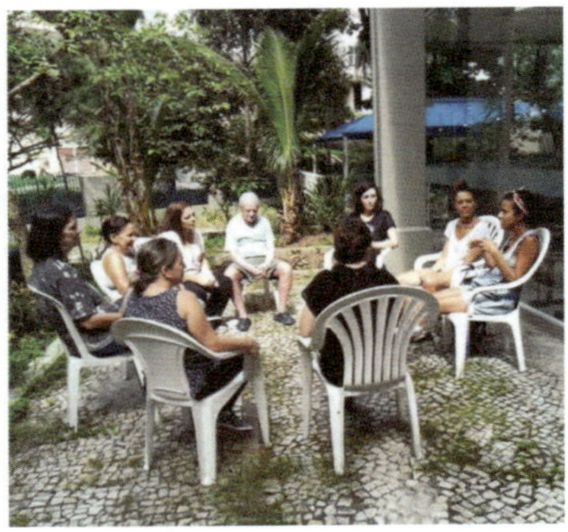

Roda de conversa: cada perspectiva conta.

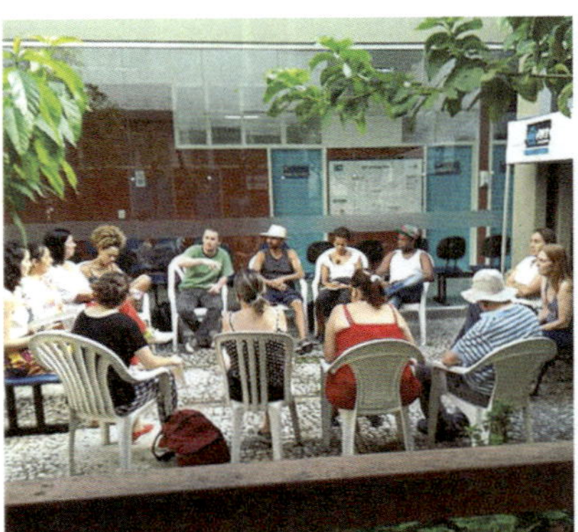

Roda de conversa: cada perspectiva conta.

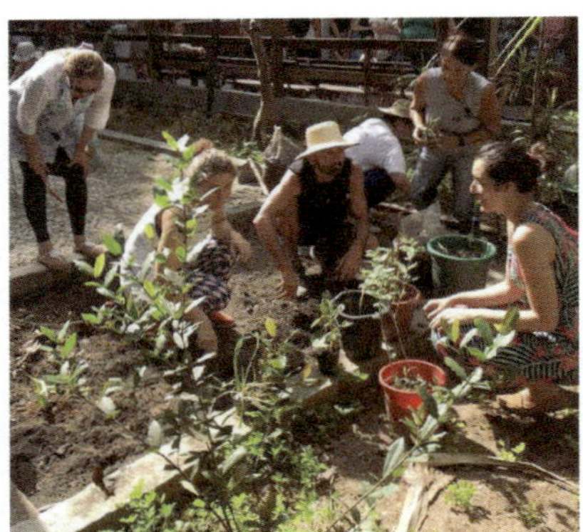

Manejo da terra: um dos momentos mais aguardados no Grupo.

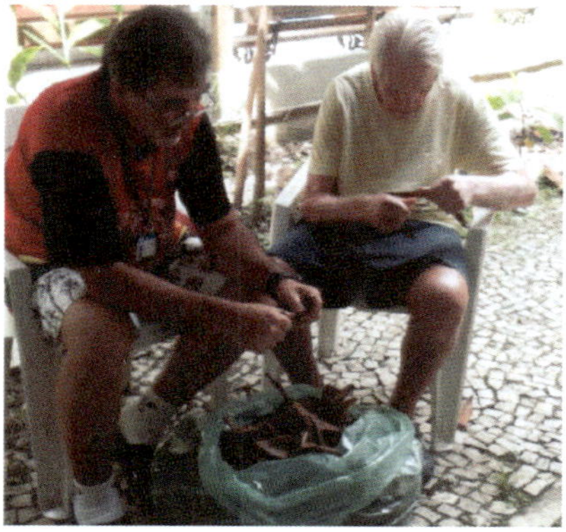

Americo ajudando ativamente ao picar as folhas.

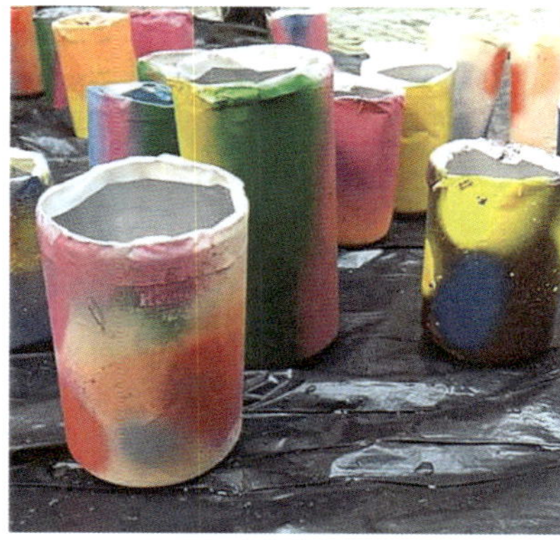

Pintura feita em potes para decoração em um dia de atividade do grupo.

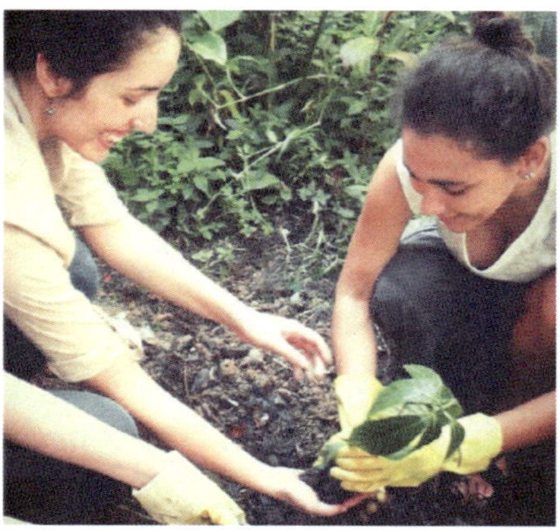

Semeando vida.

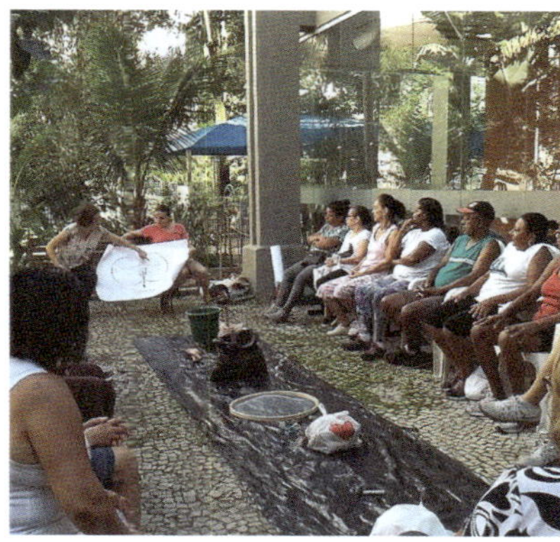

Preparação e discussão sobre o plantio.

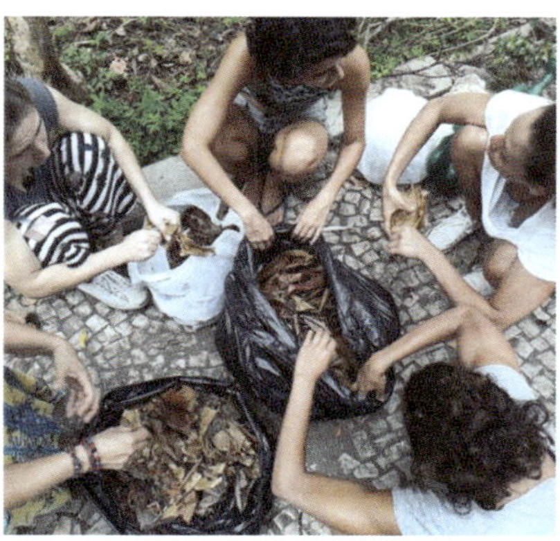

Recolhendo e picando as folhas secas.

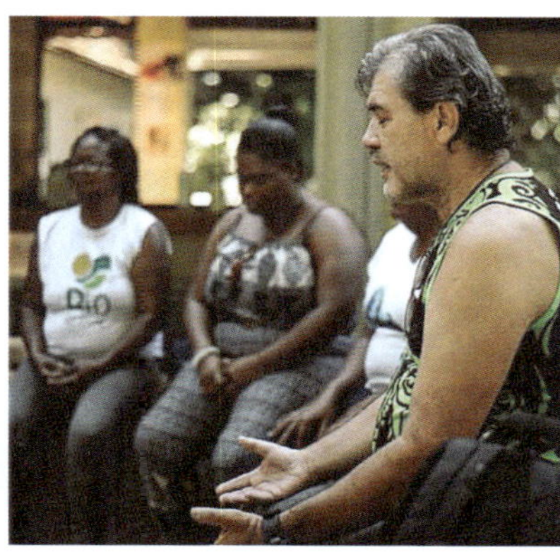

Participantes relaxando em uma das etapas propostas pelo grupo: mindfulness.

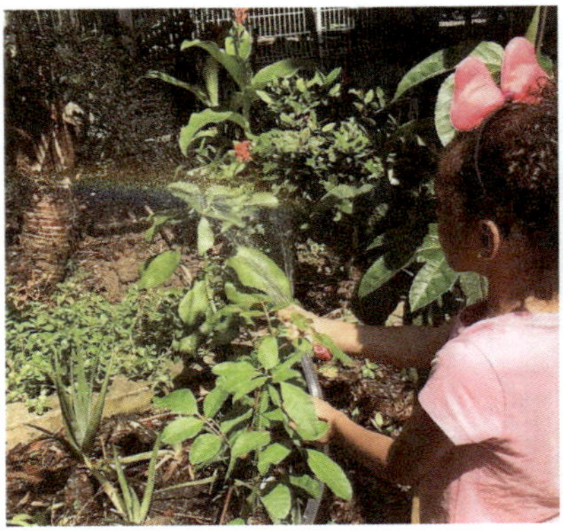

Menina contribuindo com o crescimento da horta ao regar as plantas.

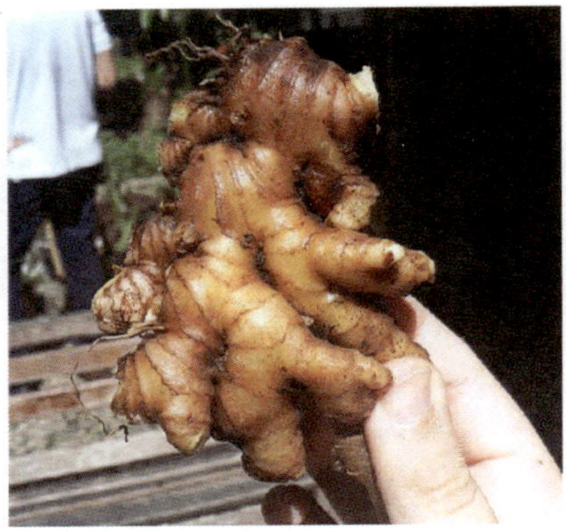

A colheita do amor semeado.

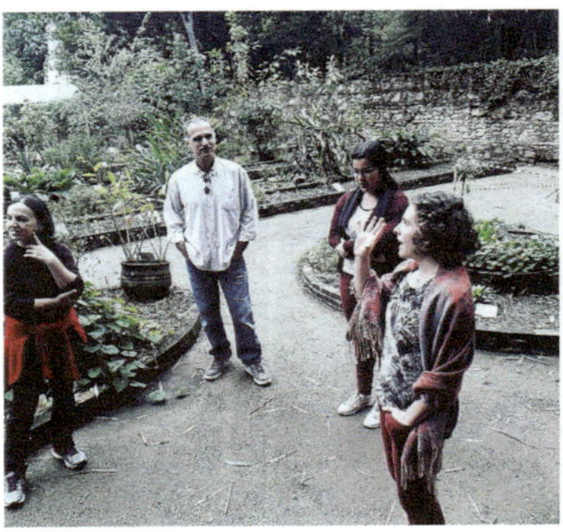

Participantes do grupo Semear reunidos no Jardim Botânico para se aprofundar sobre os saberes das plantas.

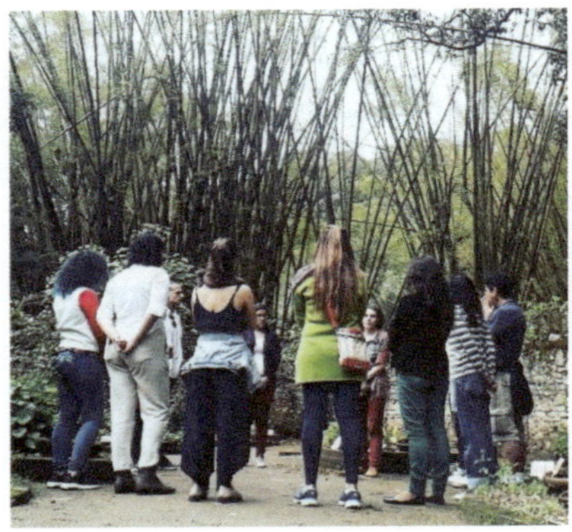

Momentos iniciais de um dos encontros do Grupo Semear, no Jardim Botânico.

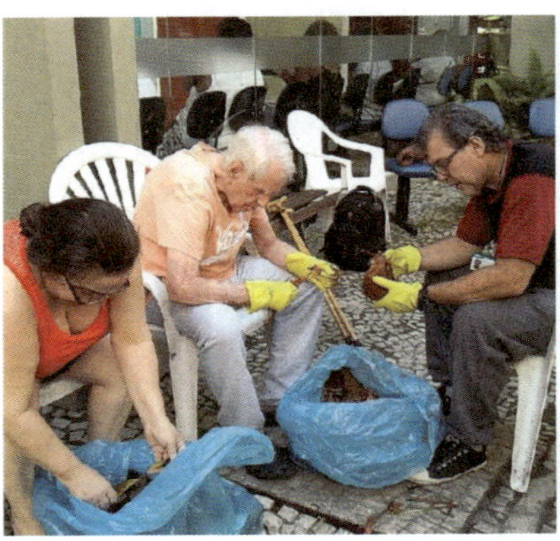

Senhor Americo picando folhas secas ao lado de dois outros participantes do grupo Semear.

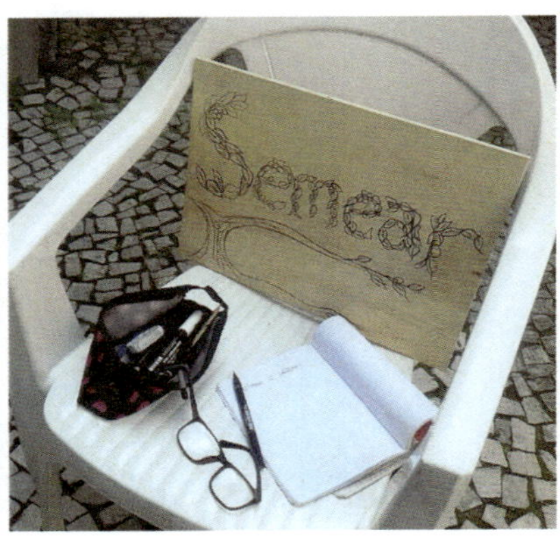

A Arte que cura: o grupo toma forma.

As autoras

Mayra Machado é bisneta de mateiro por parte de pai e bisneta de rezadeira por parte de mãe. Filha de uma pedagoga, instrutora de hatha yoga e artista plástica, nasceu em 1987 sob o signo de aquário em parto domiciliar com o suporte de uma doula. Foi educada sob os Princípios da Pedagogia Waldorf, alfabetizada pelo Método Natural de Heloísa Marinho. Passou a infância e a adolescência em uma ecovila em Visconde de Mauá, onde conviveu e experienciou diversas terapias integrativas, tais como fitoterapia, florais da amazônia, reiki, danças circulares sagradas, aromaterapia, cromoterapia, shiatsu, hatha yoga, macrobiótica, terapia do som, quiropraxia, acupuntura. Aos 14 anos iniciou-se em reiki, quando sentiu vontade de graduar-se em medicina para compreender com mais profundidade os processos de saúde-doença. Em 2015 graduou-se em medicina pela Universidade Federal Fluminenese (UFF), em 2016 iniciou pós-graduação/especialização médica em Medicina Tradicional Chinesa, pela mesma universidade. Especializou-se em Medicina de Família e Comunidade pela Secretaria Municipal de Saúde do Rio de Janeiro, hoje é estudante de Ayurveda na Associação Brasileira de Ayurveda (Abra). Encontrou na especialização em medicina de família e comunidade, arcabouço teórico para exercer a Medicina Centrada na Pessoa e as Práticas Integrativas e Complementares em Saúde no SUS. Gosta de desenhar, praticar ioga, dança de salão, dança regional e tocar percussão em ritmos de matriz africana, como maracatu, samba, coco, jongo, congada. Acredita na capacidade de transformação do ser humano a partir do autoconhecimento. Tem como missão contribuir para a implementação das práticas integrativas e complementares no SUS através do Projeto Semear.

Joana Moscoso é apaixonada por cuidar. Acredita, em especial, no autocuidado para manutenção da saúde física e mental. Formou-se médica na Universidade Federal do Rio de Janeiro (UFRJ) em 2013 e fez residência em psiquiatria na Universidade do Estado do Rio de Janeiro (Uerj), desenvolvendo um interesse pela atuação na Atenção Primária, sob os princípios da autonomia, integralidade, acesso e equidade que norteiam a Saúde da Família e Comunidade. Recebeu treinamento formal de Atenção Plena/*Mindfulness* com o grupo Mente Aberta (Unifesp). Facilitou por três anos grupos de Atenção Plena na Atenção Primária e para pacientes com Fibromialgia, ambos em unidades de saúde do SUS. Atualmente é mestranda em Atenção Psicossocial na UFRJ. Faz da sua vida diariamente uma oportunidade de se conhecer e se aprofundar nos ensinamentos que estão disponíveis para a humanidade. Em 2017 iniciou seu contato com Ayurveda, e se formou terapeuta em Ayurveda pela Associação Brasileira de Ayurveda (Abra) em 2018, aprofundando seus conhecimentos na Índia, no The Arya Vaidya Pharmacy (AVP– Coimbatore) em 2019.

É grata por aprender e transmitir o conhecimento milenar do Ayurveda, que integra corpo-mente-espírito e nos reconecta com a Natureza fora e dentro de nós.

Giseli Lage Libânio de Almeida nasceu em 6 de Dezembro de 1989, na cidade de São Lourenço, interior de Minas Gerais. Seus pais chamam-se Dimas e Gleice e sua irmã chama-se Daniele. Ela passava suas férias escolares na cidade do pai, Alagoa (MG), e foi lá que surgiu o gosto pela natureza. O local é rico em cachoeiras e matas densas, e sua população, atualmente de 2.756 habitantes, obtinha boa parte de seu autocuidado através dos recursos naturais. Nos locais por onde passava, percebia que o zelo com o próximo e a observação cuidadosa eram aspectos que a deixavam mais completa e feliz. Decidiu-se pela medicina cedo, mas desde cedo também percebeu que o melhor da medicina era a oportunidade que proporciona de cuidar de corações e de almas. Foi uma escolha acertada. Formou-se médica pela Universidade Federal do Estado do Rio de Janeiro (Unirio). Atualmente é médica de Família e Comunidade pela Secretaria Municipal de Saúde do Rio de Janeiro. A natureza tem um papel importante na forma como ela se conecta com seu interior. Ela acredita que associar a medicina científica com a popular tem o poder de engajar, dialogar e fazer crescer as duas partes. Transforma a unilateralidade em um instrumento capaz de atuar na saúde mental e física. É o elemento modificador da estase e vitrificação médicas.

Loïse Faber nasceu em Agen, uma cidade de 35 mil habitantes na França, de mãe dentista brasileira e de pai comerciante francês. Vinha duas vezes por ano ao Brasil durante as férias escolares na França, sempre ficando no Rio de Janeiro e em Juiz de Fora, terra natal de sua mãe. Aos 13 anos veio morar no Rio de Janeiro, conforme sempre havia sido da sua vontade. Desde então permaneceu no Rio de Janeiro, exceto quando tinha 21 anos, ano em que morou em Paris por um ano para estagiar no Hôpital Pitié-Salpetrière. Fez faculdade de Medicina na Universidade Estácio de Sá (Unesa) e Residência de Medicina de Família e Comunidade. Um dos motivos pelo qual ama morar no Rio é poder presenciar diariamente a exuberância da paisagem tropical dessa cidade sem correr o risco de ter depressão sazonal (como pode ocorrer no inverno dos países europeus) e poder admirar todos os dias o azul escuro do mar tocando o azul claro do céu formando um horizonte infinito. Não procura a felicidade no futuro pois já se sente feliz no presente.

Adriana de Holanda[1] é filha de nordestinos, do sertão de Pernambuco, aprendeu a escrever poesias observando estrelas na casa das montanhas de Nova Friburgo, Rio de Janeiro, onde seus pais fixaram residência. Neta de índia, recebeu através de sua mãe a transmissão dos saberes indígenas sobre plantas. Desde pequena ouvira de sua mãe as narrativas e histórias do imaginário popular e sobre curas com plantas medicinais. Foi com sua mãe que viu a primeira vez o livro: *A cura pelas plantas*.

Deixando a vida no interior de uma comunidade rural, veio residir em Niterói (RJ), para completar seus estudos, onde tornou-se psicóloga pela UFF, especialista em comunicação e saúde pela Fundação Oswaldo Cruz (Fiocruz), mestre em

1 escolasementedejurema@gmail.com ; holanda@fiocruz.br

psicologia social na área de arte e saúde da criança hospitalizada pela Universidade federal Fluminense (UFF), doutoranda em memória social pela Universidade Federal do Estado do Rio de Janeiro (Unirio) pesquisando o tema da memória narrativa dos conhecimentos dos povos tradicionais no campo da cultura e educação em saúde. É gestora de pesquisa e ensino da Fiocruz desde 2002, onde coordenou o projeto "Processos de Comunicação em Saúde Pública: As Linguagens da Arte e a Humanização do SUS" junto ao Programa de Desenvolvimento Tecnológica em Saúde Pública para o SUS (PSTP-SUS – FIOCRUZ 2014 – 2017).

Em 2011, fundou o grupo "Semente de Jurema", que daria origem ao projeto da Escola de Cultura e Saúde Semente de Jurema, uma escola com foco na formação e experimentação acerca da importância dos saberes, artes e ofícios das medicinas dos povos tradicionais aplicados na educação em saúde. É mediadora do Fórum de Culturas Tradicionais e Saúde e de diversos projetos no campo da cultura e educação em saúde. Suas atividades já receberam o Prêmio Sergio Arouca da Rede UNIDA de Educação em Saúde, Prêmio Ponto de Leitura da Secretaria Estadual de Cultura do Rio de Janeiro, Prêmio Ação Griô Nacional e Prêmio de Culturas Populares, ambos do Ministério da Cultura, e o Prêmio Mais cultura na Escola do Ministério da Educação.

Como *griô aprendiz* da Rede de Tradição Oral do Ministério da Cultura (2018), atuou no Rio de Janeiro, na disseminação da sabedoria das músicas e ervas medicinais das comunidades tradicionais da Jurema Sagrada (comunidade originária de matriz indígena de Pernambuco), através da "pedagogia griô", que propõe metodologia de diálogo de saberes e a construção compartilhada do conhecimento entre a educação formal e os saberes não formais dos mestres da cultura popular. Realizou o Primeiro Seminário "Artes do Sagrado e Plantas de Poder", no qual reuniu pesquisadores da UFRJ e UFF, religiosos de diferentes segmentos e artistas reunidos em torno da relação arte, saúde e plantas medicinais sagradas.

Em 2018, iniciou o trabalho experimental com psicologia da arte e do artista junto a Escola Semente de Jurema, onde tem realizado atividades com teatro terapêutico, musica medicinal, rodas de leitura "Histórias que curam", além da *therapy fusion*, eixo de cuidado terapêutico que mescla psicologia oriental e ocidental em Interconsultas com a psicologia da arte e diversas especialidades médicas ocidentais e afro-orientais.

A publicação deste livro foi realizada por meio de financiamento coletivo, na plataforma Benfeitoria, de agosto a setembro de 2018. • Sua elaboração e escrita aconteceu entre os meses outubro de 2018 e abril de 2019. • Foi impresso em papel 90g/m2 pela Trio Gráfica Digital em Julho de 2019.